大展好書　好書大展
品嘗好書　冠群可期

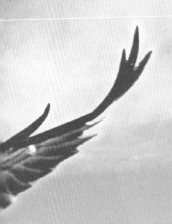

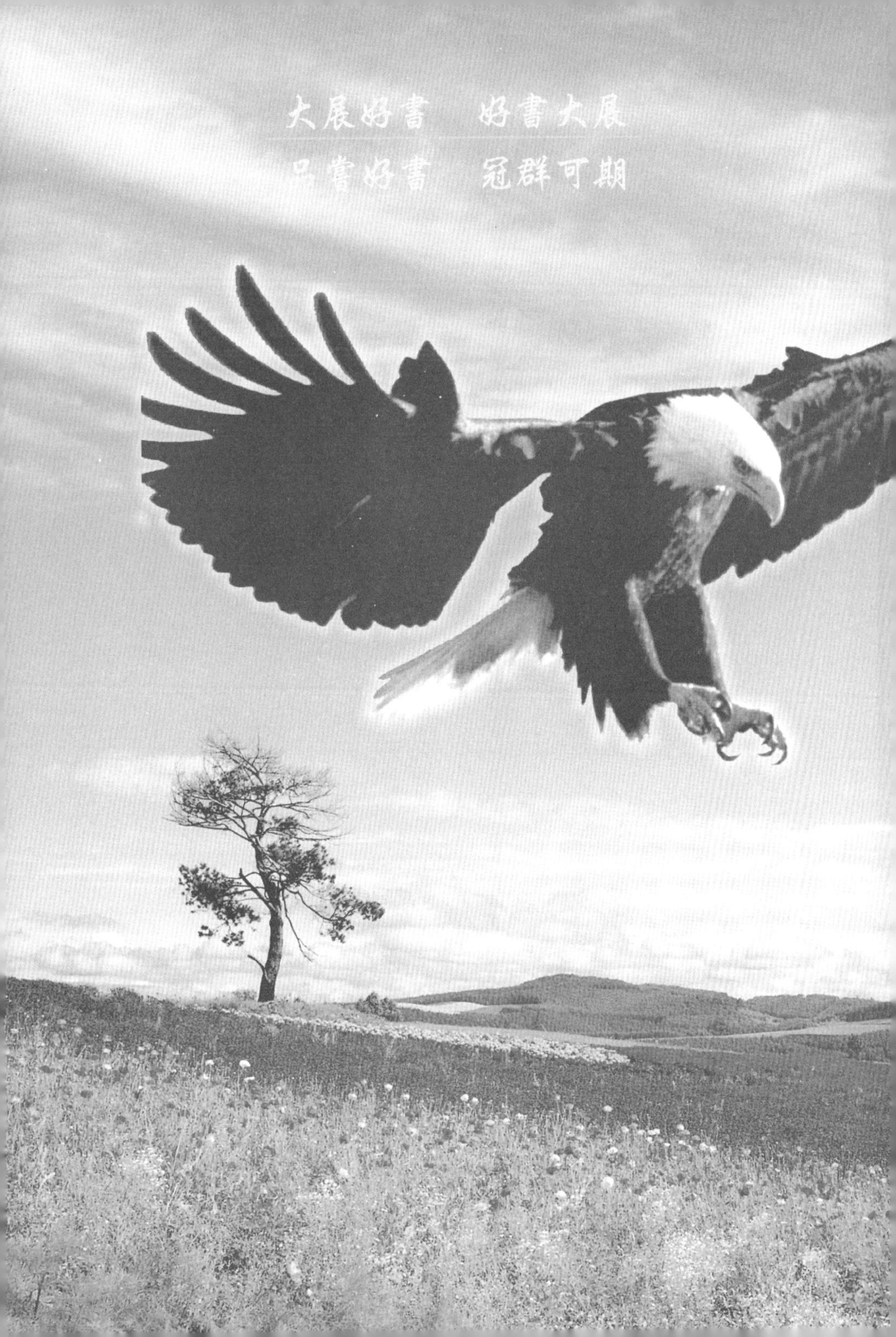
大展好書　好書大展
品嘗好書　冠群可期

壽世養生⑰

導引術之
不老回春法

陳成玉 編譯
陸 明 整理

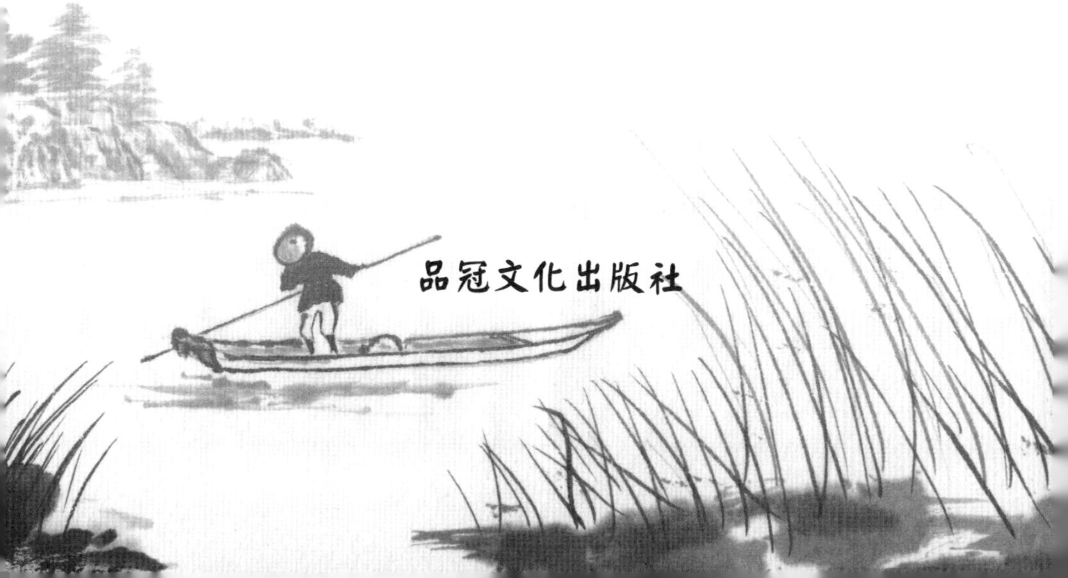

品冠文化出版社

序 言

「精」係指精力之源，也就是生命的能源。精活潑，身體就健康，生命力旺盛。蜥蜴和蛇連尾端都充滿了精，郎使切掉尾巴，還會生長。有精的地方就有再生能力。

「氣」是無形的自然能量。在大自然中，氣含有空氣和水，對生物非常重要。可以說氣就是空氣和水所含的氧氣。氧氣表示物質的概念，氣卻進入生物體內產生生命力，那就是我們認為必須的單純物質。

人的精與氣表裏一體，互為作用。精充實，氣必然隨之充足，精衰退（變虛）當然氣也因之衰微。導引術把存在自然之中，充滿生命力的氣導入體內，使精充實，也讓氣充實，促進人體的生命力，是自然治癒力旺盛的健康法。

導引術——是信奉道家，（實踐老子哲學生活的人）的人口傳的，合理的身心健康法。不問男女老幼，只要做了，便能很快收到效果。

那麼，老化與性機能衰退能恢復嗎？很多人提出這個問題。身體老化與性能力衰退是由於氣血的流動衰弱而引起。導引醫學以合理的方法使氣血的流動活潑，身體回復年輕，當然可能回春。

現代醫學無法治療老化。如果問醫生而得到的回答是「老化現象」，也就等於「不能治癒」的意思。然而，現代醫學不能治療老化，並不表示身體老化無法治療。

導引醫學有辦法治療老化而恢復年輕。甚至老化引起的慢性病，也能用導引術治療。

現在，老化不是中老年人的問題。譬如：脫髮、白髮、骨頭脆弱等等，不論男女，連青少年也有這種困擾。導引術對治療這些症狀十分有效。

很多人實行導引術行法而恢復健康，我希望大家每天都能過著快樂、舒適的生活。

目錄

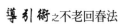

第五章　恢復性能力的導引術

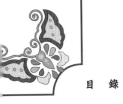

第一章

測驗身體年輕度的行法

——老化程度的測驗

不老回春並非夢想

本書介紹不老與回春的導引術行法。導引術對身體失調與慢性病的治療有急速的功效，很多人知道這是效果極佳的健康法。本書的目的是針對不老與回春，具體的介紹導引術的行法供讀者學習。

何謂不老?年齡漸漸增加，健康狀況依然保持年輕，這就是不老。其實，導引術本來就是「不老」的秘訣。

實行導引術非但身體不會呈現老化現象，甚至還可以使老化的身體恢復年輕的活力。

所謂回春即是冬盡春來，草木重生。意指身體失調、疾病、老化及性能力衰退等均能治療而恢復健康。

導引術的特色在於不用藥物，以穴道與呼吸配合運動，預防和治療老化，達到回春的目的。

你的身體真的年輕嗎？

導引術是自己體驗和理解的捷徑。請讀者自行測驗自己的身體那些部位已老化，那些部位還年輕。

讀者之中也許有人認為自己才二十歲和老化無關；或者以為自己不過三十歲，不可能得老人病。身體情況不佳是由於疲倦、精神壓抑之故。

請用下列測驗身體年輕度的行法自我測驗，做的不順利，表示身體狀況不良，不是一時失調，而是呈現老化現象。

現代人雖然平均壽命延長，相反的，卻有提早出現老化現象的傾向。絕不能因為年紀尚輕就放心。已有老化現象而不解消，勢必一輩子拖著不自由之身度過漫長的歲月。

六十歲、七十歲的人，如果輕易通過這種行法測驗，就證明自己的肌肉和內臟還保持二十歲、三十歲那麼年輕。這種人也許不明白何謂老化，還繼續享受人生到一百歲，真是值得慶幸。

之所以對身體的年輕與老化敢如此斷言，是因為導引術能夠促使老化的身體恢復年輕。否則測驗老化的程度之後，徒然加深大家的悲傷罷了，這是不負責任的做法。

現代醫學不能治療老化，但導引醫學卻辦得到。只要知道老化的部位，就有適當的治療方法。五十歲、六十歲的人可能恢復三十歲、四十歲般年輕。

年輕即柔軟有彈性

一般而言，身體狀況年輕，動作就柔韌，反之，越老越僵硬。這是由於內臟處於年輕狀況時，肌肉便柔軟有彈性，但隨著老化而僵硬。觀察動作的柔軟程度，可以判斷年輕程度以及老化程度，不過，因疾病而導致身體的柔軟例外。即使是這種情形，也能用導引術恢復健康。

以下六種行法可用來測驗身體的年輕度，希望你能立刻測驗自己的年輕度。

確實的做每一種行法，如果身體還柔軟，那就表示還沒有老化的徵候，值得欣喜。要是某一種行法不容易做到，就表示對應這種行法的肌肉和內臟已經老化。即使情況如此，也不必悲觀。

西洋醫學雖然不能還老返童，但導引醫學卻可能辦到。老化不是霎那間的，而是長時間累積。老化和年齡沒有直接的關係，年紀輕輕如十幾歲、二十幾歲，如果做不到這些行法，就表示身體實際上已經老化，即使外表年輕，內臟卻已老化了，倘若還不設法改善，那麼，中年以前必定頭髮急速減少、白髮增多、罹患老人病、慢性病的可能性很高。

這種人千萬別因年輕而大意，如果能確實做到本書介紹的治療老化的導引術，終會恢復年輕。

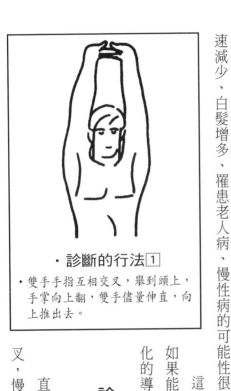

・診斷的行法1

・雙手手指互相交叉，舉到頭上，手掌向上翻，雙手儘量伸直，向上推出去。

診斷的行法1

（治療的行法↓六十二頁）

直立的姿勢，兩手十指互相交叉，慢慢上舉，到頭的上方，手掌向上翻，雙手儘量伸直，向上推出去。

【判定】這種行法看來簡單，但身體老化的人卻覺得意外的難。若是年輕，雙手肘能直線伸長，兩手掌也能水平朝天。老化的人做不到這一點。往往本人以為手臂完全伸直，但通常很多人還是彎曲的。

另外，手掌水平朝上對老化的人來說很困難。這種情形自己看不到，要在鏡子前做，映出自己的姿勢，或者請別人看才能確定。

不能做到這種行法的人，表示肩到手臂的肌肉已經僵硬，肝臟和內臟都老化了。

診斷的行法2（治療的行法↓四十四頁）

接著行法1繼續做。高舉頭頂的雙手慢慢放下來，同時慢慢彎腰，上半身前傾，雙手手掌貼地。

【判定】雙手手掌能接觸地面，表示內臟機能「健全」。如果雙手抓著兩隻小腿，頭能夾在兩腿之間，更為理想，表示肢體（肌肉和骨骼）年輕而充實，富

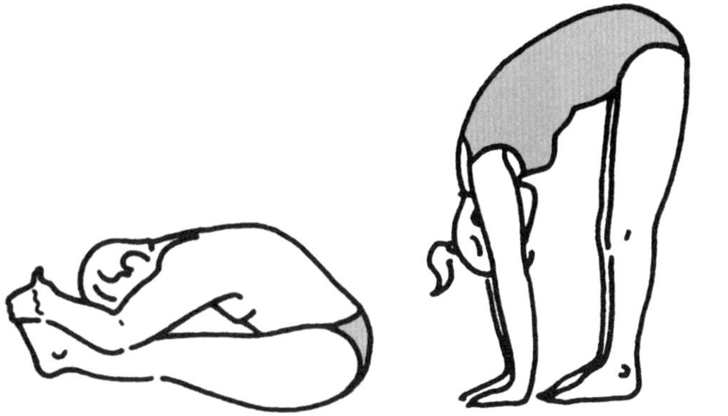

・診斷的行法3
・平坐，上半身前傾，雙手抓住腳趾。

・診斷的行法2
・高舉頭頂的雙手慢慢放下來，慢慢彎腰，手掌貼地。

有彈性。

腰不能順利彎曲，手掌不能著地，表示內臟的機能衰弱，尤其是胃腸、脊髓有某種障礙。

診斷的行法3

（治療的行法↓五十二頁）

雙腿伸直坐好（平坐）。上半身向前傾倒，同時彎腰，兩手向前伸直，兩手的指尖抓住腳趾。

雙手能達到腳趾便及格。雙手合掌，臉能附在雙腿間，更為理想。

【判定】能做到這種行法，表示內臟的機能正常、脊髓、腰椎、尾骶骨健全沒

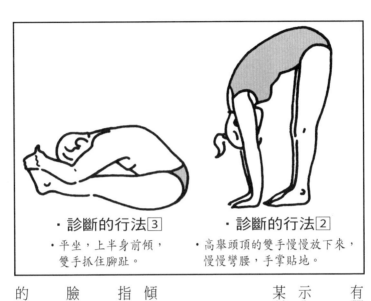

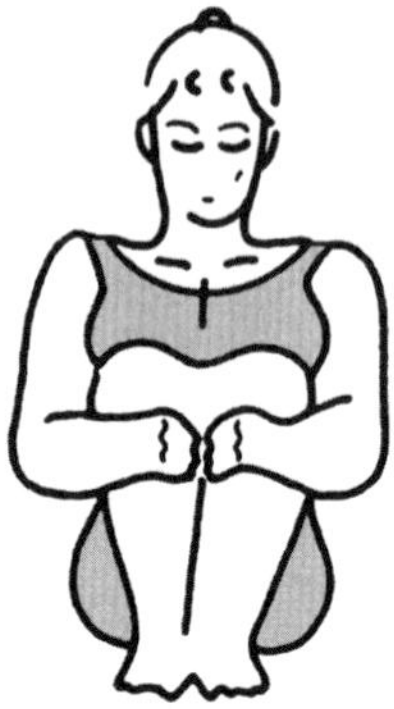

・診斷的行法4

・平坐，彎曲雙腿，兩膝併攏，
雙手抱住膝蓋，拉向胸前。

有老化，同時腹肌強韌、肢體敏捷。

不能做到這種行法的人，表示罹患胃腸病，可能有糖尿病、甲狀腺的疾病。

診斷的行法4

（治療的行法↓四十五頁）

首先雙腿併攏坐在地面，其次彎曲雙腳對著膝蓋，雙手包著膝蓋，雙手將兩膝拉向胸前。下顎附在兩膝之間即可。

【判定】能做到這種行法，表示頸、脊柱、腰、腹、膀胱、尾骶骨都很正常，沒有老化。

不能做到這種行法，意味血管老化而硬化，容易患動脈硬化症和糖尿病。頭部

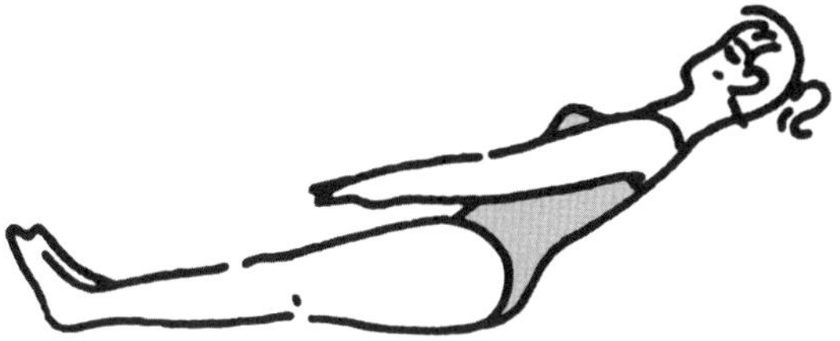

・診斷的行法5

・以平臥的姿勢，雙手向前伸出，抬起上半身。

的下顎不能附到膝蓋的人，會有高血壓的症狀，必須注意。

診斷的行法5

（治療的行法→一九四頁）

身體伸直仰臥（平臥）。其次，雙手掌向下，雙手伸向前方，同時抬起上半身，雙手儘量接近腳尖，膝蓋絕不能彎曲。

【判定】做這種行法能輕易的抬起上半身，表示精力充沛、全身血管強韌，橫膈膜以下的內臟或器官正常而沒有老化。

不能做到這種行法，表示已經老化，容易患肝、胃、腸、生殖器官的疾病。

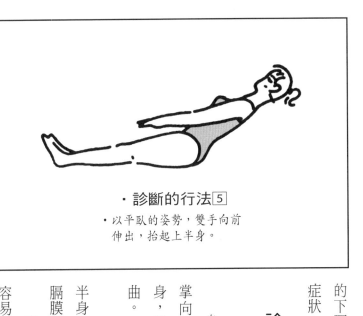

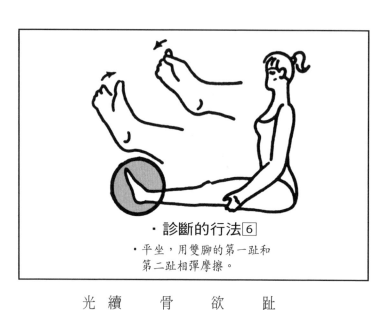

・診斷的行法6

・平坐，用雙腳的第一趾和第二趾相彈摩擦。

診斷的行法6

（治療的行法↓三十八頁）

上半身直立坐在地面，用雙腳的第一趾和第二趾重複相彈，互相摩擦。

【判定】趾頭的活動有活力而隨心所欲，證明腿並未老化、精力也未衰退。

不能做到這種行法，表示腿的肌肉和骨骼面臨衰退的階段。

做不到這種行法的人，若任憑老化繼續下去，就容易患老化引起的白內障、青光眼等眼疾。

人類不見得會老化

做了測驗年輕度的行法之後，結果如何呢？一定有不少人發現自己的肌肉意外的僵硬而失望。

這也難怪，這些行法都是日常生活中很少做的動作。看起來似乎很簡單，其實普通人做起來都不容易。

人類雖然是哺乳動物，但和其他動物不同，已進化到能以雙腳直立行走。卻也因為這個原因，使用身體的方法發生偏差，結果促使不必要的老化提早了。假使能毫無偏差的運用全身的肌肉，就不至於老化，肌肉也不會隨著年齡而僵硬。

老化可以治癒

測驗過各種行法，得知已經老化，又該如何呢？其實，有一個方法能夠在短期內治療老化，因此大可以放心。

到底是什麼方法呢?只要和各行法同步調，進行導引術獨特的呼吸就成了。也就是說測驗年輕度的行法，變為治療老化的行法。

這些方法，也就是每種行法都標明的治療行法之頁數，只要參照那一項，按照指示每天早晚各做一次行法就夠了。最快三天，最慢十天，身體會逐漸柔軟，最後必能做到這些行法。

到那時候，你將感覺到身體柔軟而恢復年輕。疲倦、頭痛、麻痺及其他不快的感覺都消失了。只覺得神清氣爽，一向睡眠很淺的人會睡得很熟，失眠的人很容易入睡。前一天的疲勞不會蔓延到第二天。男性早晨起來勃起是自然的現象，女性的肌膚會增添光澤，變化很明顯。

只靠這些行法，就有恢復年輕的效果，不過只限於身體沒有特別失調，沒有老化自覺症狀的人。

患有慢性病，或出現老化自覺症狀的人，必須針對症狀實踐行法，先治療失調，期使身體恢復健康。

導引術是恢復青春的醫學

用導引術治療，意味能恢復青春。它和現代醫學不同，現代醫學無法使老化的身體回復年輕，有老化現象必須治療時，通常投以藥物，那只是暫時緩和症狀，或讓病情的進展遲緩而已。

譬如高血壓，雖然服藥期間血壓降低，一旦停止服用，血壓便又上升。而導引術係利用身體本來就有的自然治癒力，使身體回復到患病之前的正常狀態，也就是讓自然治癒力活潑來治癒病症，以達到恢復青春的目的。

站在導引醫學的立場來思考，老化和病症意指自然治癒力旺盛強大，就能治療老化和疾病。

導引醫學治療疾病，恢復生病前的正常狀態，和恢復年輕完全相同，因為年輕自然治癒力就會旺盛。

第二章

治療老化與失調的導引術

——恢復青春的行法

❶ 行法的正確做法

行法是快樂的動作

每個人老化的程度各不相同。那是食物不同、工作不同、動作不同、睡姿與睡眠時間不同的緣故。以下介紹治療身體各部位老化的方法，希望讀者選擇符合自己身體狀況的行法來確實遵行。

大部分的人老化的徵候不只一處，而是好幾處。這時候，同時施行各自需要的行法，並且持續不斷，效果更宏大。

不過，一次做那麼多種行法而感到不勝其煩的人，可以從最需要的地方開始。只要連續二～三天，就會覺得自然，最後變成當然的行為，以後再加上其他行法就夠了。

做得越習慣，行法越感到舒服，五種到七種行法，非但不使你引以為苦，反而越做越快樂。

「緩慢」才有效果

施行導引術之際，有一件事必須謹記在心。導引術的身體動作一定要緩慢進行。大部分的技巧都和呼吸同步調，配合身體的動作。

呼吸和身體的動作都要緩慢進行才有效果。常常聽到有些人說照著書做導引術，結果毫無功效。

如果有機會看這些人做行法，通常可以發現他們都忘了動作必須緩慢，像做體操一般，充滿彈力地運動身體。

導引術之所以有效果，是因為刺激身體的穴道和經絡。以緩慢的呼吸，將攝取到體內的自然能量之氣（氧）融成新鮮的血液（氣血），循環到身體的每一個角落，替換停滯在身體的關節、肌肉、內臟的瘀血，然後，藉著呼氣把瘀血所含的邪氣從口和皮膚排出體外。

緩慢的呼吸和動作才會產生這種效果。這一點務必牢記不忘。此外，施行導引術還要注意以下幾點：

《行法前的注意事項》

⑴打開窗戶，讓室內的空氣流通。當然開窗是最理想。冬天怕寒冷，可先讓空氣流通一下，再關上窗戶，使室內溫暖。

⑵服裝方面，不要穿緊身衣，最好是能自由活動的衣著。睡衣、內衣都無妨。手錶、眼鏡、隱形眼鏡、項鍊等身上的飾物全都拿掉，腳上不要穿襪子，一定要赤腳。

⑶需要配合呼吸法的行法，一定要在空腹時施行。飯後過了兩小時才能做。一天不要做三次以上。

⑷喝啤酒或其他酒類，酒意消失之前不要做行法。

⑸入浴後做行法，必定等身體散熱之後。

⑹動過手術的人因為行法不同，必須順從指示。

【註】⑵赤腳是因為腳底排出邪氣。⑹這一點要注意，因為有時候會發生危險，所以必須遵守指示。

此外，生理期間和妊娠中不能做的行法，都要確實遵守指示。

施行行法的時間最好是早上，醒來之後在床上做最容易，如果沒有特別的指示，可以配合自己的生活來做。儘可能一天做兩次，早晨起床和就寢前各一次最理想。

《行法中的注意事項》

(1)首先要閉眼，放鬆肩膀，順應自然的流動，保持輕鬆的心情。

(2)其次，為了排出體內的污氣，一定要儘量吐氣。必須至少吐氣一次才開始做行法。

(3)做行法不可以太勉強。施行時心裏覺得舒服，才能治療失調與疾病。萬一做不到指示的次數，也可以只做到自己認為滿意的次數。

(4)摩擦身體的行法，必須先摩擦雙手，產生溫熱之後再做行法。寒冷的時候，先在暖爐烘暖雙手再摩擦。摩擦時，不能在衣服上摩擦，要以手掌直接摩擦肌膚，並且用力，摩擦四~五次就會暖和。不是聊盡義務般隨便搓揉，最重要的是，心裏要存著使身體健康的念頭。

《呼吸法的要領》

⑴呼吸時從鼻吸氣，從口吐氣。吸氣時緊閉口。為了充分吸入新鮮空氣，吐氣需有要領。靜靜的吐氣，吸氣時空氣便自然流入。

⑵隨著動作吐氣，配合動作終了時吐氣。

⑶要配合呼吸法的行法，原則上要閉眼。但有時也睜眼，應該遵照指示。

如前所述，導引術很重視呼吸的方法。這三種要領不只在施行行法時要留意，甚至在生活中亦然。現代人身體失調，不少是由於錯誤的呼吸法引起的。

《行法完畢的注意事項》

⑴做行法時流汗用乾毛巾擦，但腳底和頸肌因為排泄邪氣，所以要用濕毛巾擦。

⑵做完行法即刻入浴會減低效果，至少過十分鐘再入浴。

❷ 讓腳部恢復年輕的行法

腳瘦	腳部容易疲倦
上樓梯很痛苦	靜脈曲張
腳浮腫	腳麻痺

老化由腳部開始

道家認為老化的順序是腳部、陰莖、眼睛。也就是從腳部開始逐漸上升。

人死之時，最先是雙腳發冷，最後腦部停止活動就是死亡。最近，現代醫學認為腦部停止活動，亦即腦死，便是壽命終了。

腦死之前不能為移植內臟而取出臟器。雖然內臟移植和導引術無關，但腦死的想法和剛才所說的腳部、陰莖、眼睛有共通之處。

老化從腳部開始，也就是說腳部沒老化，整個身體就不容易老化。因此，倘若能使腳部恢復年輕，全身勢必恢復年輕。可以說，腳部是全身年輕度的關鍵。

尤其是腳部（腳踝之下）集中了全身的經絡。施行刺激腳部經絡的行法，等於刺激全身的經絡，能夠治療老化。

並非疲倦，但始終覺得腳很累的人，上樓梯十分痛苦，腳部常常感到疲憊無力的人，上樓梯也很容易摔倒。這是開始老化的第一步。以下介紹兩種簡單而效果神速的腳部行法。

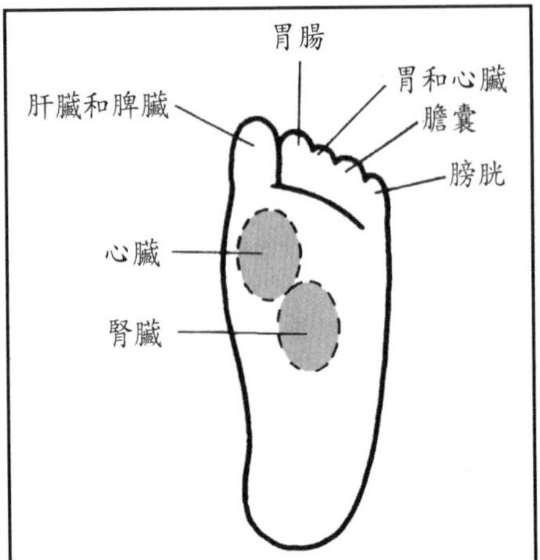

腳的經絡

腳的行法1

這種行法在導引術中屬於最簡單的行法之一，也是效果很高的行法。做法很簡單，雙腳的第一趾和第二趾重複相彈。

這種行法和測驗身體年輕度診斷的行

法6相同。

為了恢復年輕，早晚各做一遍，每遍彈二百次。起初，彈十次、二十次，腳趾便累得不能動彈。

休息一會兒再做，做了再休息，一直繼續到合計二百次。

最初的二～三天也許稍微痛若，很快就習慣了，從第五天到一星期，別說二百次，就是三百次也容易得很。

這種行法如二十六頁所介紹的，是兩腳伸向前方，抬起上半身的正確做法。為了恢復年輕，不妨在床上仰臥練習，這對懶人來說是最理想的行法。這種行法不但可鍛鍊腳部，也能增強全身的精力。

腳的行法2

做導引術的人每天要做一遍這種行法。如前所述，腳部集中了全身的經絡，這種行法對刺激經絡具行非常大的效果，不但能恢復腳部年輕，更會促進全身氣血流動活潑。

我一有空閒就做這種行法，看電視、談天、甚至搭乘火車時都可以做。這種行法一天不論做幾次都不嫌多。越做身體的氣越充實，越覺得舒服。

⑴兩腳伸直坐好（平坐）。右腳放在左大腿上。

⑵食指和拇指抓住腳趾，像打開水龍頭似的向左右扭轉。從第一趾開始到第五趾，各三十次。

⑶雙手拇指指壓腳掌心。

⑷右手抓右腳第一趾，拉向腳背，伸展右腳的皮膚，左手掌從右腳踝下向腳底摩擦三十次以上。

⑸右手握住右腳踝，左手將腳踝右轉十八次以上，左轉十八次以上。

左腳放在右大腿上，做⑵～⑸。左右兩腳從⑴～⑸重複幾次。

除了這兩種行法，本書還介紹四種對腳部有效的行法，那就是第三章「增進健康的導引術」的不老坐功7、8、21、22。為腳部的老化症狀所苦的人，實踐這種行法，再選擇自己覺得舒服的行法，和腳的行法1、2組合，一天做一～二遍。

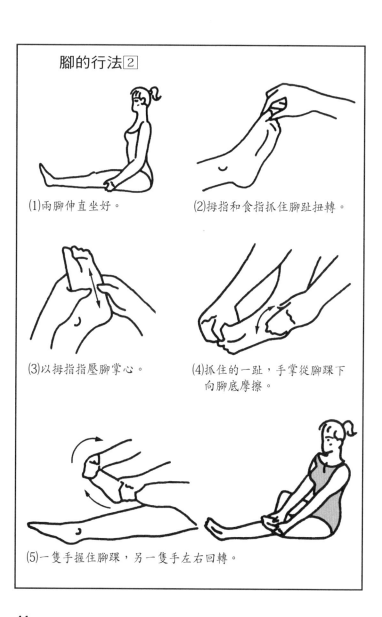

腳的行法 2

(1)兩腳伸直坐好。

(2)拇指和食指抓住腳趾扭轉。

(3)以拇指指壓腳掌心。

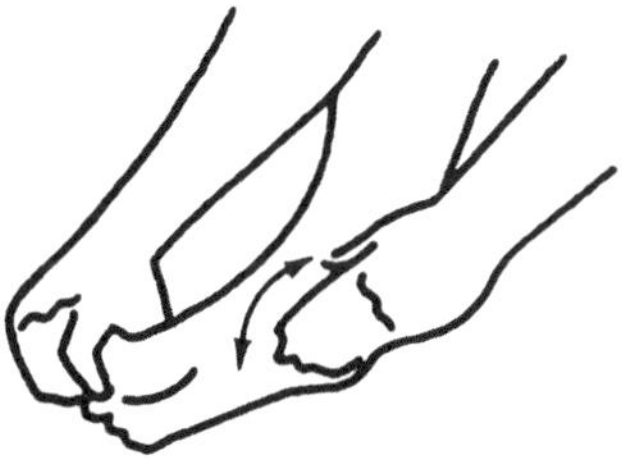

(4)抓住的一趾，手掌從腳踝下
向腳底摩擦。

(5)一隻手握住腳踝，另一隻手左右回轉。

❸ 讓腰部恢復年輕的行法

腰部搖擺　腰痛
腰沉重　閃腰

腰是現代人的弱點所在

一提到「腰痛」，很多人會認為是「中年」人才會發生的毛病，這種觀念真是大錯特錯。尤其是女性，一旦腰痛，便會持續很久，且會產生像生理痛、生理不順、便祕、排尿困難等。

站起來的時候，忍不住叫出：「唉喲！」「嘿」可以認定是老化的徵候。這是腳和腰衰弱的證據。

人類從四足行走進化到兩腳行走，負擔增加的部位，第一是腳，其次是腰。

腰和腳是提早老化的部位。

現代人由於交通發達，使用雙腳的機會越來越少，很多的人未曾發覺腳部的機能衰退，甚至不知道老化已經從腳部延伸到腰部，一旦搬運重物或勉強做事，很容易就閃腰，直到這時候才體驗到老化的事實而不勝驚恐。

即使沒有閃腰，但腰部輕微疼痛，走路時，腰部無力而搖擺，坐下之後便懶得站起來的人，即表示腰已經老化了。

腰部老化不用說也知道是腰部肌肉老化，腰部的氣血流動惡化，致使肌肉僵硬。然而，腰部呈老化現象，不只意味腰部肌肉老化，通常也表示內臟，尤其是腎臟衰弱。

感到腰部衰弱的人，不但要做到下列介紹的腰部行法，也要確定腎臟和其他內臟是否衰弱，必要時得同時進行讓內臟恢復年輕的行法。

如何治療腰部老化呢？首先要使腰部的氣血流動活潑，將停滯在腰部的邪氣排出體外。以下介紹兩種行法，不論那一種行法都能把新鮮的氣血送達，讓腰部的肌肉恢復年輕。

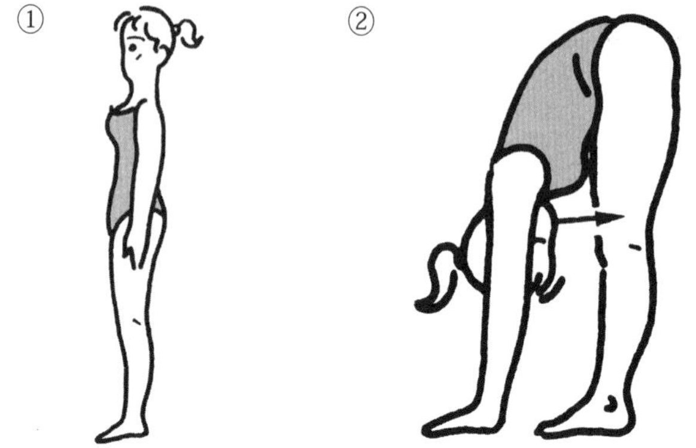

腰的行法1

・從口吐氣，同時彎曲上半身，閉口，恢復直立姿勢。

這種行法非但能使腰部的肌肉恢復年輕，同時還有使內臟恢復年輕的效果。

腰的行法1

這是測驗身體年輕度診斷的行法2的治療。

(1)直立的姿勢站立，從口吐氣，上半身慢慢向前傾倒。當然，要傾倒到手掌緊貼地板。起先做的時候不必勉強，只要上半身儘量傾倒，能夠彎曲就行了。

(2)上半身傾倒彎曲，閉門，從鼻吸氣，慢慢恢復原來的姿勢。

以上(1)(2)為一次，重複九次～十八次。最初手不能貼在地板的人，做了五天到十天之後，手就能很輕鬆的貼在地板上，腰部也就恢復年輕。

這種行法也能治療閃腰。很多人認為閃腰係傷到腰椎，但通常的情形只是腰部肌肉損傷引起疼痛。老化而使腰部的氣血流動惡化，邪氣蓄積，肌肉僵硬，不能配合身體的動作而受傷，這是真正的原因。只要針對腰部老化的原因，做腰的行法1就能治癒。閃腰是急性症狀，行法不同。

治療閃腰要重複做腰的行法1，必須做到腰痛消失為止。

起初稍微彎腰便痛苦不堪，不要畏縮，繼續不斷的重複，需要緩慢的重複一小時到三小時，腰才能自由彎曲，不久，手能伸到膝蓋下，甚至到地板上，這時閃腰就治好了。同樣的方法可以治療椎間盤疝氣。

腰的行法2

這是測驗身體年輕度診斷的行法4的治療

(1)兩腳伸直坐好，再彎曲腳部，併攏雙膝，兩手抱住膝蓋，從口吐氣，兩手用力將膝蓋拉向胸前，下顎貼在兩個膝蓋之間。

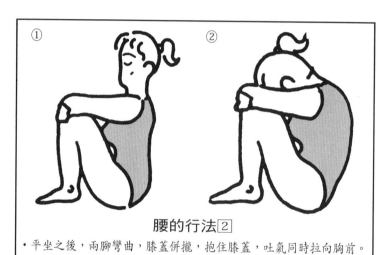

腰的行法②

・平坐之後，兩腳彎曲，膝蓋併攏，抱住膝蓋，吐氣同時拉向胸前。

(2)閉口，從鼻吸氣，雙腳伸直，慢慢回復原來的姿勢。

以上的(1)(2)合為一次，每遍重複三次。

這種行法不只對腰，也能治療和預防頸部、脊柱、膀胱的老化，效果很好。

此外，「增進健康的導引術」的不老坐功①、⑨、⑩、⑮對治療腰部的老化症狀也很有效。

④ 讓腹部恢復年輕的行法

腹部鬆弛	腹部脂肪、贅肉
便祕	下痢

排出宿便腹部便凹下

便祕大多由於腸管有熱，因為熱，腸內的水分被吸引，糟粕的輸送不佳，形成大便不通。

下痢大多因脾的機能失調而生濕，濕向腸，增加便中的水份而泄瀉。

腹部鬆弛或長出贅肉都是典型的老化現象。這是胃腸失去活力和肝臟、腎臟肥大的緣故。腹部堆積脂肪，即表示腸中有宿便停滯。

腹部蓄積脂肪表示多餘的養分不能排出體外，證明直腸和膀胱的功能因老化而衰弱。年輕而肥胖的人，攝取了自己排泄能力以上的食物，結果多餘的脂肪屯積在身上。

不論什麼情形，宿便停滯在腸內，會導致腸的活力衰退，宿便的毒素在體內逆流，促使全身老化。

贅肉也是老化的現象。導引術可以去除贅肉，身體的老化症狀很快就會消失。

曾有人和我商量怎麼消除腹部的贅肉，我告訴他：「首先要正常的排便。」他回說：「我喜歡喝酒，胃腸很弱，每天早上都下痢，怎麼會有宿便留在腸內？」說完很生氣，從此以後不再聽我的。這種人我也不勉強他。

導引術本來是道家追求順從自然法則的生活所做的修行，只傳給愛好此道的人，不是強言說服別人而傳給他人的，這一點希望讀者要了解。

腹部有脂肪的人，腸內必定有宿便，即使每天下痢也一樣。腹部並不凸出，只有腹部皮膚鬆弛，失去彈性，同樣是宿便留在腸內。不管那一種情形，首要之務是促使胃腸的氣血流動活潑，排泄宿便。

下面介紹腹部的行法，亦即按腹的行法，就是以此為目標。

這種行法能使胃腸的氣血流動活潑，對便秘的人、下痢的人都能發揮驚人的效果。導引醫學認為便秘和下痢的根本原因是，胃腸的氣血流動衰弱。最能證明這種理論的精確正是這種行法。

想去除贅肉、重拾失去的活力和彈性、恢復年輕的人，同時採用腹部的行法②效果更顯著。

腹部的行法①（按腹的行法）

(1)仰臥，兩腳豎立。解開腹部的衣服，讓腹部直接露出來。

(2)手掌直接輕輕撫摸腹部二十～三十次。

(3)將兩手的手指合攏，如圖所示，將整個腹部縱分三等分，橫分三等分，從下往上，照順序慢慢移動的壓。壓的時候從口吐氣，放手時靜靜的從鼻吸氣。

(4)最後用手掌輕輕撫摸整個腹部二十～三十次。

【註】(3)用手壓的時候，有些地方會覺得硬，就是宿便積聚的地方。兩手重

腹部的行法1

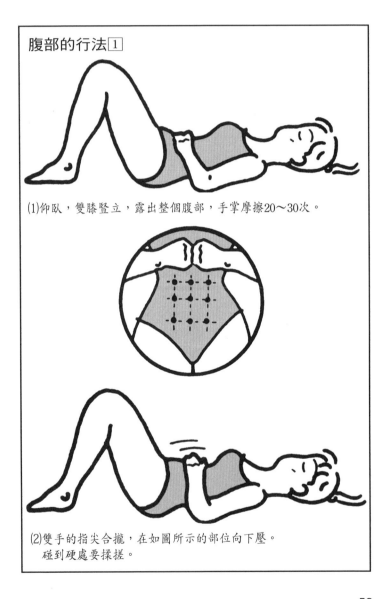

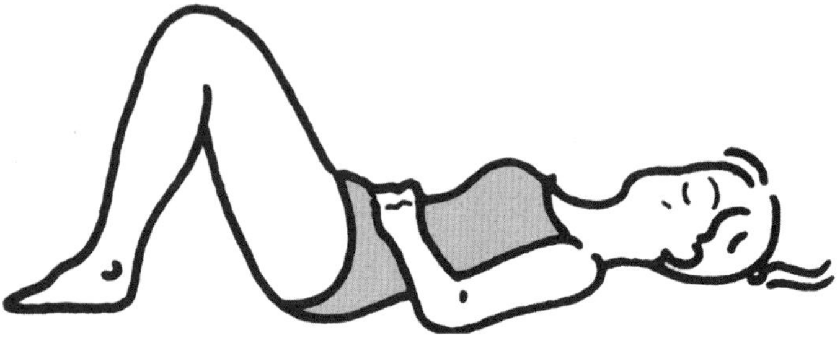

(1)仰臥，雙膝豎立，露出整個腹部，手掌摩擦20～30次。

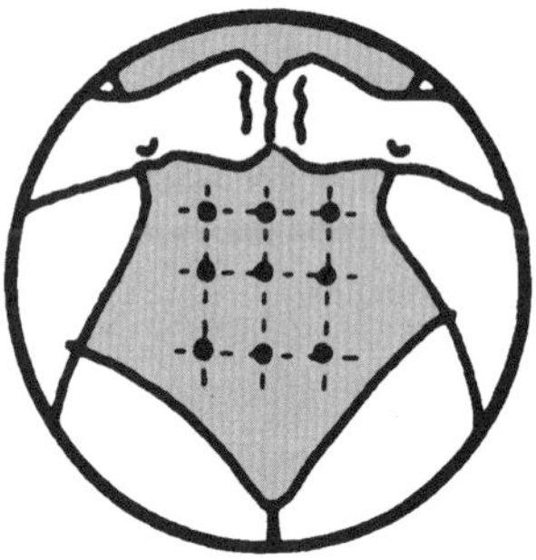

(2)雙手的指尖合攏，在如圖所示的部位向下壓。
碰到硬處要揉搓。

幫助消化的行法

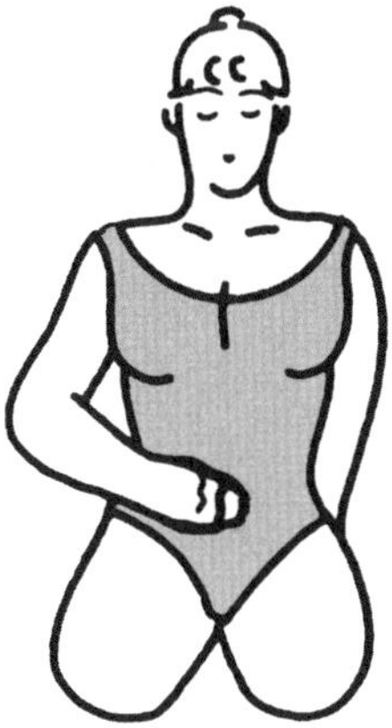

・兩手摩擦產生溫熱，以手直接貼在腹部，每隻手各摩擦一百次。

疊，慢慢的畫圓摩擦幾次。

施行這種行法，快的話當場就有便意，會排出大量的糞便，而且一週內便量和次數都會增加。由於腸鬆弛，腸內貯存好幾天的便都會排泄。此外，糞便的顏色變黑，這是因為宿便原來附在腸壁。

繼續做這種行法一星期，排便就有規律，每天會舒服的排出黃色健康的糞便。次數一天至少一次，有些人甚至有二～三次快適的通便。同時腹部的贅肉漸消，一個月以內，會和健康的二十歲年輕人一樣腹部有彈性。

動過盲腸和胃腸手術的人，只要做(2)部分，重複三遍。即使如此，也能達到九分的效果。這種行法對失眠的人也很有效，為失眠苦惱的人就寢前不妨試試這種行法。

腹部的行法1的應用，在此說明能幫助消化的行法。

飯後摩擦雙手手掌產生溫熱，直接貼在腹部，右手摩擦一百次，左手摩擦一百次。

導引醫學還重視食相、食用時的姿勢，以及吃的方法。食用時姿勢不良會促進老化和疾病。

譬如：有些人翹著一隻腿吃，或者蹲下來吃，這種姿勢是肩痠和胃腸病的原因。口中發出聲音的人、不了解食物與唾液關係的人，都容易造成疾病。

另外，飲食帶給脾臟極大的負擔。食用之後馬上站起來或立刻躺下，等於過度使用脾臟，一定要避免。

腹部的行法2

⑴仰臥、豎膝（與按腹的姿勢相同）。其次，雙手交叉放在頭上。從口吐

腹部的行法2

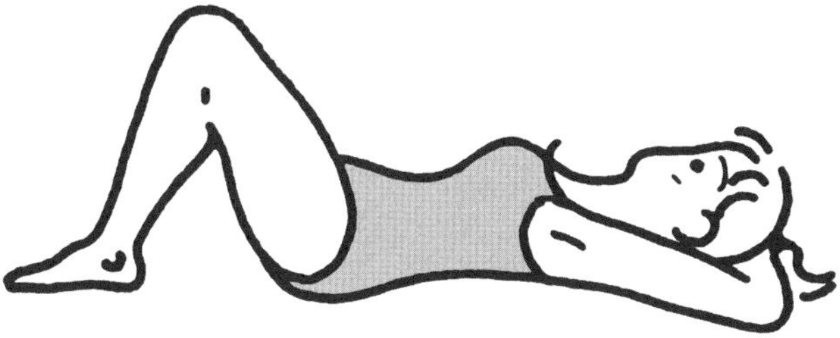

(1)仰臥，雙膝豎立，雙手放在頭下。

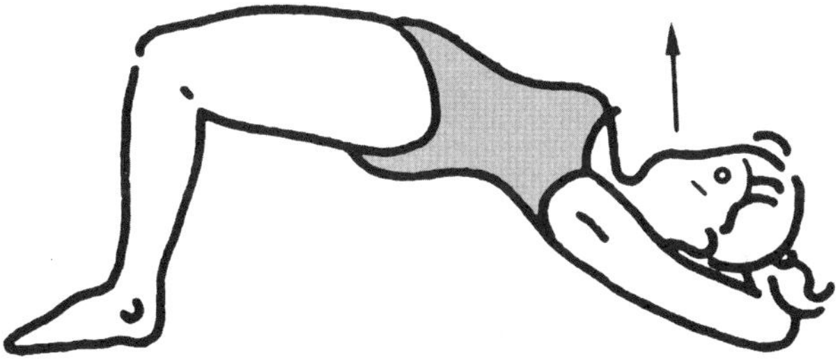

(2)從口吐氣，同時腹部慢慢上舉，吐氣後閉口，恢復原來的姿勢。

氣，同時慢慢將腹部上舉。

⑵吐氣後閉口，從鼻吸氣，慢慢放下腹部，恢復原來的姿勢。

以上的⑴⑵為一次，重複三次。

腹部的行法③

⑴兩腳伸直坐好（平坐）。從口吐氣，上半身前傾彎腰，兩手伸向前方，雙手的手指抓住腳趾。

⑵吐氣完畢，閉口吸氣，慢慢抬起上半身，恢復原來的姿勢。

以上的⑴⑵為一次，重複三次。

這種行法是「測驗身體年輕度的行法」診斷的行法③的治療，也是不容易的行法。起初不能隨心所欲的彎曲身體，雙膝會浮起，或者手指達不到腳趾，各種情況相當多。

開始時不要勉強，能做到什麼程度都可以。經過一星期到十天左右，每個人的手都能碰到腳趾。繼續一個月，頭就能附在膝蓋上。

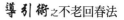

這種行法能使胃腸與內臟恢復年輕，效果很大。同時也是讓腰恢復年輕的行法，效果一樣驚人。

和前述介紹腰的行法一起做，可收雙倍的效果。另外，不老的坐功[11]、[16]，也有使胃腸和內臟年輕的功效。

❺ 讓手、臂、肩恢復年輕的行法

手無彈性	臂倦怠	臂痛
臂麻痺		肩痠

肩痠能根治

日常的姿勢、工作、睡眠時的體位不當，或頸頭部急性、慢性的負擔，經絡的氣血運行受阻而發生痠痛。

風邪或寒風侵入經絡，引起氣血不和，以致氣血滯留，也會引起痠痛。另外，偏食與運動不足等原因所引起的例子也不少。

有一首民謠「母親，我為你按摩肩膀」，可見按摩肩膀是孝順的象徵。肩痠是常見的老化現象。這種老化現象，最近連十幾歲、二十幾歲的年輕人也常有。指壓師和按摩師都說接受治療慢性肩痠的學生越來越多，據他們自己說是通宵準備考試、練習鋼琴、打網球疲勞的結果。無疑的，這是老化現象。

二十歲的肩痠和五十歲的肩痠並無不同。以前，過了中年才發生的肩痠，如今往往出現在年輕人身上。準備考試、練習鋼琴、打網球會肩痠，表示即使年紀輕輕，也有老化現象。

肩痠顧名思義是肩和頸部的肌肉瘀血引起的。治療的方法是刺激經絡，使身體的動作和呼吸配合，把新鮮的氣血輸送到肩部的肌肉，去除瘀血就行了。為了達到這個目的，以下就介紹肩的行法。

按摩和指壓雖然能一時消除瘀血，但不能輸送新鮮的氣血，除非能充分促進

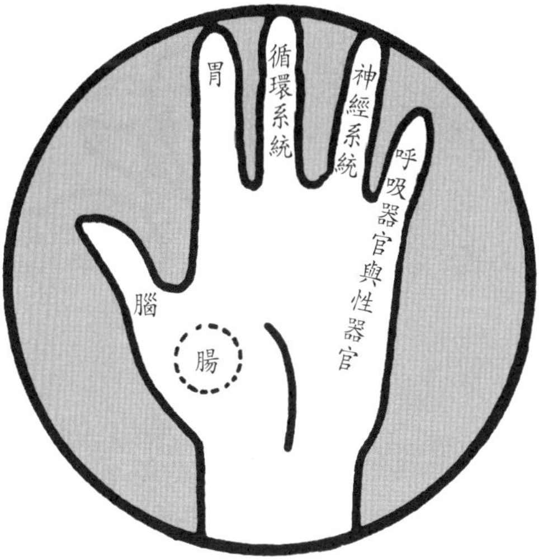

手的經絡

氣血流動活潑，否則肩痠很快的又會再發。

這裏介紹肩的行法是刺激肩到臂，以及肩到頸肌的經絡，輸送新鮮的氣血，徹底根治肩痠。

這種行法不只對肩痠有效，治療臂和頸的老化現象也很不錯。關於頸部以後將另外介紹，這裏只介紹治療和肩相連的臂與手之行法。

想治癒臂的老化現象，非但要做臂的行法，還得同時做肩的行法和手的行法，效果才會宏大。治療肩的老化也一樣。

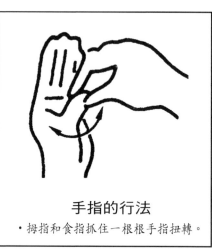

手指的行法

・拇指和食指抓住一根根手指扭轉。

手指的行法

皺紋增加、皮膚粗糙，失去彈性的手，施行這種行法，可以使手恢復年輕。手的氣血流動旺盛，臂和肩的氣血流動也隨之旺盛。

希望受臂和肩老化所苦的人能積極的做這種行法。這種行法無論何時何地都能做。搭車、談天、看電影等等不限時地，一天可以重複好幾次。

如圖所示，手掌上聚集了經絡，做手指的行法能刺激經絡，促進全身恢復年輕，效果很大。

⑴右手的拇指和食指抓住左手拇指前端，像扭轉水龍頭似的，左右各轉三十次。一面扭轉，一面使右手的拇指和食指從左手拇指前端移到根部。

(2)左手的食指、中指、無名指、小指同樣依次扭轉。

(3)右手拇指指壓左手掌。

左右兩手，(1)～(3)重複幾次。

手背的行法

手背缺乏彈性就要做這種行法。雖然是簡單的行法，卻能發揮顯著的效果。

一邊看報，一邊按摩雙手，或飯後摩擦手背，這種導引術和年齡無關，但是保持青春的效果非常驚人。

很多女性常對我說：「大夫的手好美。」或者「好年輕啊！」這都是因為我平日不肯怠慢手背的行法。

(1)右手掌摩擦左手背數十次。

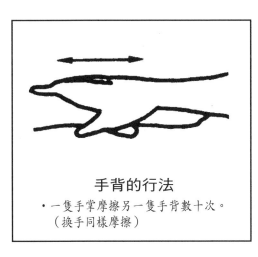

手背的行法

・一隻手掌摩擦另一隻手背數十次。
（換手同樣摩擦）

⑵其次，左手掌摩擦右手背同樣次數。

臂的行法1

⑴兩手十指互相交叉，從口吐氣，慢慢將雙手舉到頭上，手掌朝上，用力向上推出去。

⑵吐氣完畢，閉口，從鼻吸氣，慢慢把手恢復成原來的姿勢。

以上的⑴⑵為一次，每遍重複三次。

這種行法是診斷的行法1的治療。臂和肩老化情形嚴重時，手無法高舉過肩，碰到這種情形，要做以下所述臂的行法2或肩的行法，連續做七～十天。

這種行法很容易做。最初不能隨心所欲的高舉手臂，繼續做七～十天，雙手能輕易上舉。這時手痛、痲痺等老化現象都會消失。

接著這種行法繼續做腰的行法1（四十四頁），能夠連續刺激手、肩、腰，腳的經絡，使全身恢復年輕。

臂的行法 2

手不能隨心所欲上舉的人，手臂疼痛而苦惱萬分的人做這種行法最理想。

(1)兩腳伸直坐好。

(2)左右兩臂交叉，握住上臂。

(3)從口吐氣，兩手肘稍微抬高。這時，雙腳踝儘量翹，吐氣完畢，閉口，緩緩放鬆雙腳踝，恢復原來的位置。以上的(1)～(3)為一次，每遍做九次。

肩的行法

這種行法是導引術中最容易了解的實例，我時常介紹並示範，相信很多人都已經知道。為什麼我選擇這種行法作為行法的例子呢？因為它對肩痠功效神速。為肩痠苦惱的人很多，現代醫學、針灸、指壓等等方法都不能根治肩痠，只有做這種行法，肩痠才會消失。即使相當嚴重，不出三天就能治癒。

這種行法不只對肩有效，治療手和臂的痲痺疼痛，也是功效神速。此外，用

臂的行法2

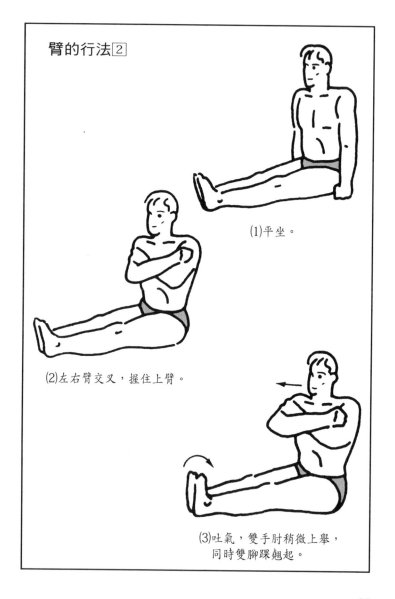

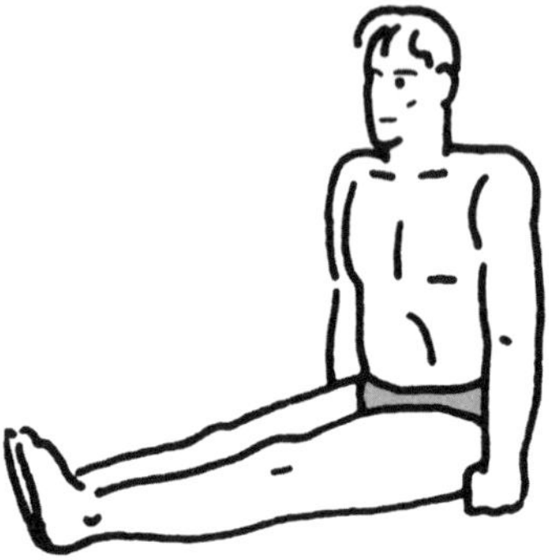

(1)平坐。

(2)左右臂交叉，握住上臂。

(3)吐氣，雙手肘稍微上舉，
同時雙腳踝翹起。

拇指刺激手背的經絡，對預防和治療老化很有效。

⑴兩腳伸直坐好。放鬆肩膀。右手掌向臉部張開，左手的拇指附在右手小指根部，左手掌包住右手臂。

⑵保持這個姿勢，彎曲右手肘，放到腋下。

⑶接著，從口靜靜吐氣，上身傾倒，同時臂向前伸直。

⑷充分吐氣完畢，閉口，從鼻吸氣，彎曲手肘，恢復⑵的姿勢。

【註】⑵～⑷的動作重複三次，然後，右手和左手交換，重複同樣的動作三次。

以上的導引術稱為外小葉的行法。

其次，再做內小葉的行法。

⑸右手背向臉部，左手拇指勾住右手小指丘，左手掌包住右手背。

⑹保持這個姿勢，彎曲右手肘放到腋下。

⑺接著，從口靜靜吐氣，上身傾倒，同時臂向前伸直。

⑻充分吐氣完畢，閉口，從鼻吸氣，彎曲手肘，恢復⑹的姿勢。

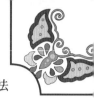

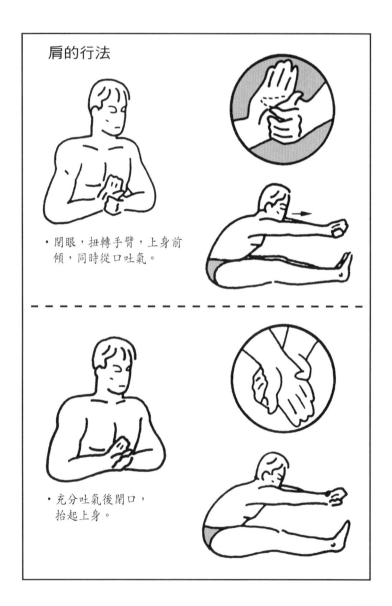

肩的行法

・閉眼，扭轉手臂，上身前傾，同時從口吐氣。

・充分吐氣後閉口，抬起上身。

【註】(6)～(8)的動作重複三次，然後右手和左手交換，相同的動作重複三次。

另外，「增進健康的導引術」介紹的不老坐功1、4、8、14、17、19、20、21對治療手、臂、肩的老化也很有效。

❻ 讓頸部恢復年輕的行法

頸不能彎	頸肌疼痛
頸肌贅肉（雙下巴）	頸肌皺紋

人類是頸部不能回轉的動物

有些人年紀大了，但看起來很年輕，有些人雖然年輕，但看起來卻很老。年紀大了，外表與實際年齡的差距，亦即老化程度具有很大的個人差異。

不論是誰，每年都會大一歲，這是必須面對的事實。不過，藉著平常的注意和努力，可以使身心上的年齡變得更年輕。

野生動物不知道敵人什麼時候來偷襲，所以大部分的動物能夠回轉頸部看到自己的後方。人類不需要如此防敵，以致頸部的活動和動物相比範圍極小。

日常生活中要活動到頸部的，只有寒暄或點頭。平常幾乎不需要仰起頸部或看左右的事物，因為通常動動眼睛就可達到目的了。

就這樣不知不覺中，頸部老化了。你不妨試試慢慢地仰起頸部注視屋頂。慢慢地扭轉頸部向右，然後向左。如果這些動作能夠做得輕鬆自如，就表示毫無問題。倘若稍微覺得疼痛，那就是頸部老化的證據。

頸部長贅肉，變成雙下巴或三下巴，頸肌鬆弛產生皺紋，以及頸部氣血流動衰弱，都是老化的徵兆。

頸部老化除了日常生活很少運動之外，還有一個原因，那就是枕頭過高。一般人都認為枕頭高便於安眠，但由於用力壓迫後頸部，腦的血液供給量減少。長期下來，會使背骨彎曲，對健康有極不良的影響。

在彈簧床上生活的西方人，年輕時頸就向前彎，頸和肩向前凸出的人很多。那是由於使身體陷下去的彈簧床，通常必須墊個大枕頭睡覺的習慣使然，和東方人比較，西方人很多年輕時就有提早老化的傾向，這不只是肉食的緣故，睡覺的方式也大有關係。

做了導引術之後，身體恢復年輕柔軟，高枕反而不能安眠。甚至有些人完全不需要枕頭，這是背骨伸直的緣故。

頸部老化非但頸部不能彎曲，頭部也連帶受影響，腦部也將提早老化。腦開始老化，便是老化的終點站。在此之前，要儘早消除頸部老化。

頸的行法 1

(1)盤坐的姿勢，兩手重疊，手掌貼在胸下。

(2)頸部慢慢向右轉，從口吐氣，同時，重疊的雙手依然貼在胸下，然後自然地移到左邊的胃部地方。這時，眼睛注視斜上方。吐氣完畢，閉口，臉恢復正面，雙手回到胸下。

頸的行法1

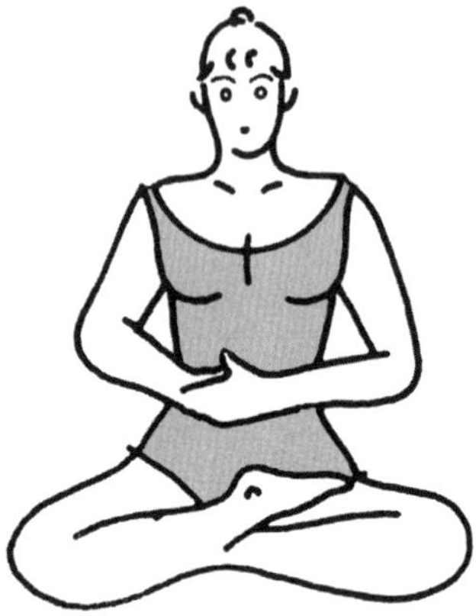

(1)兩手重疊，手掌貼在胸下。

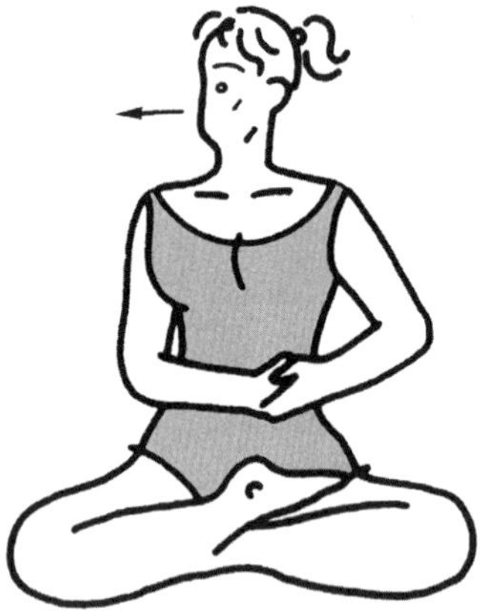

(2)頸部慢慢向右扭轉，吐氣，同時重疊的雙手依然放在胸下，然後自然地移到左邊的胃部地方，眼睛注視斜上方。

⑶接著以同樣的方法，頸部左右回轉。然後雙手移到右邊肝臟地方。吐氣完畢，恢復⑴的姿勢。

以上的⑴～⑶為一次，每回重複三次。

頸部向側面回轉時，頸部和背部感到疼痛就不要勉強，能夠做到的程度就可以了。繼續三天到一星期，疼痛會消失，頸部也能自由活動。

一旦頸部能自由轉動，便要儘量回頭看後面，注視斜上方時要瞪大眼睛，從眼睛攝取充分的氣，照著這個要領，效果更大。

頸的行法②

這種行法比頸的行法①更有效的促進頸部運動。因為四十肩、五十肩而雙手不能上舉的人，做完肩的行法①之後繼續做這種行法，效果更大。

⑴兩腳伸直坐好。如圖所示，左手扶住下顎，右手放在後頭部。

⑵從口吐氣，雙手慢慢把臉轉到左邊，眼睛注視斜上方，儘量吐氣之後，閉口，把臉轉回原位，視線恢復注視前方。

頸的行法2

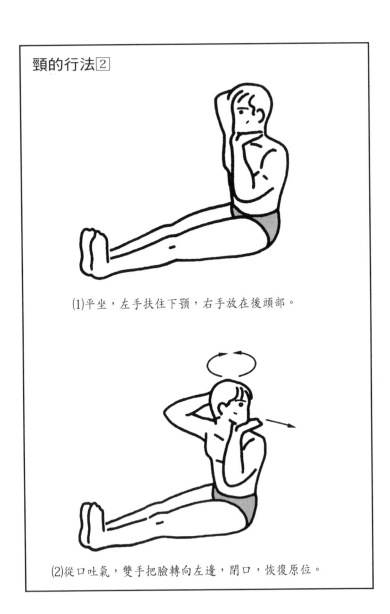

(1)平坐，左手扶住下顎，右手放在後頭部。

(2)從口吐氣，雙手把臉轉向左邊，閉口，恢復原位。

⑶放手。同樣的方法把臉轉向右方。

以上的⑴～⑶為一次，每遍重複三次。

頸肌的行法

這種行法可以使頸肌伸直，消除頸肌的皺紋和贅肉，效果很好。每天徹底施行，最慢兩星期就能自覺效果。

假使和頸的行法1、2一起付諸實行，頸肌很快就恢復年輕。

這種行法不僅使頸肌優美，也能促進喉嚨健康。容易感冒的人，在秋冬季時力行，比較不會感冒。

⑴盤坐、輕輕閉眼。左手掌貼在頸後，通過頸後，到喉嚨中央，輕輕的加點力量摩擦。

⑵右手在另一邊做同樣的動作。左右交替做十八次以上。

⑶其次，下顎稍微上舉，保持下顎凸出的姿勢。

⑷以拇指和其他四指形成V字型，貼在下顎，順著喉嚨往下摩擦到頸根。兩

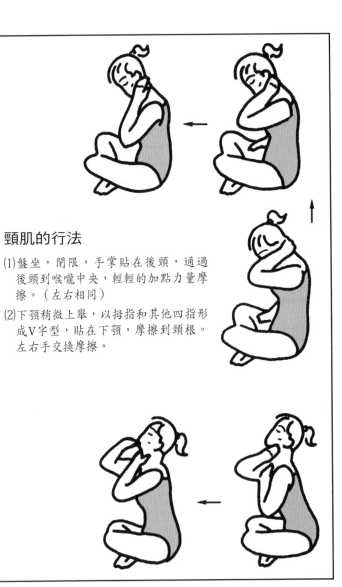

頸肌的行法

(1)盤坐，閉限，手掌貼在後頸，通過後頸到喉嚨中央，輕輕的加點力量摩擦。（左右相同）

(2)下顎稍微上舉，以拇指和其他四指形成V字型，貼在下顎，摩擦到頸根。左右手交換摩擦。

手交替做十八次以上。

另外，不老的坐功12、14、15、17也有讓頸部恢復年輕的效果。

7 讓臉恢復年輕的行法

臉有皺紋	臉浮腫
沒有朝氣的臉	臉帶凶氣

導引術造就容貌

臉是人的招牌，我們都以臉來判斷初識的人。給人壞印象的臉通常都比較吃虧。初次見面時，有些人臉上流露令人害怕的表情，使我們認定他們難以接近，但不斷的交往之後，發現他們既溫柔又有人情味。

這種情形和臉無關，然而由於臉帶凶氣而被拒於千里之外的大有人在。臉部表情不好，人際關係也大受影響。雖然我們明知以貌取人不應該，事實上人就是根據印象，無意識的判斷對方。

由此可知，臉若老化也難免吃虧。不論男女，大家都希望自己的臉年輕而有彈性，給別人留下好印象，這是理所當然的。女性化粧的動機也就在此。聽說最近專為男性化粧的美容院生意也很興盛。

化粧不過是表面的裝飾。只要身體健康，不用化粧，臉照樣會閃爍美麗的光輝和魅力。

有人認為相貌不好是天生的，這種想法就錯了。眼往上吊、表情凶惡、皮膚黝黑、皺紋多又深、凡此種種都給人印象不佳。有些人為了治療老化和疾病而學導引術，結果不論是誰，不到一個月就宛如換了另一個人。當然都是變成令人有好感、富於魅力的面孔，原因無他，身體健康自然會恢復年輕。

有一位評論家曾說過：「男人的面孔是履歷表。」還有林肯的一句著名格言是「年過四十，容貌就要由自己負責。」這都是有事實根據的名言。我要強調的是不論男女「容貌是自己造就的」以及「容貌是否給人好感由自己決定」唯有導引術使之成為可能。

臉是全身健康的指針。要想容貌給人好感，只要施行導引術治療自己的老化和失調就行了。

同時，也有針對臉，使臉年輕的行法。關於眼、鼻、口分別在其他項目說明，在此只介紹使臉的皮膚恢復光澤，以及促使表情和善的行法。只要徹底去做就會了解，這種行法不但使臉恢復年輕，還有使頭腦清晰的功效。

此外，下巴有贅肉或骨頭凸出的人，不懈的做這種行法，下巴贅肉會消失，骨架會改變，成為優美柔和的相貌。

臉的行法

(1)兩手摩擦產生溫熱。
(2)右手掌從額頭往右頰、下顎，摩擦十八次。
(3)左手掌從額頭往左頰、下顎，摩擦十八次。
(4)右手掌從右眼、右頰、下顎，摩擦十八次。

臉的行法

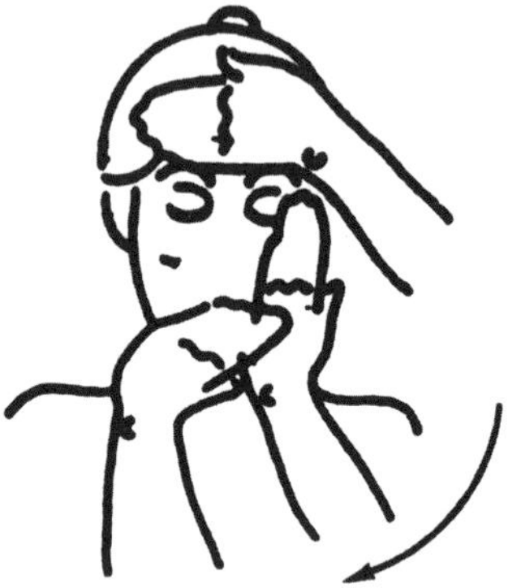

⑴左手掌從額頭、左頰、下顎、摩擦18次。
（右邊相同）

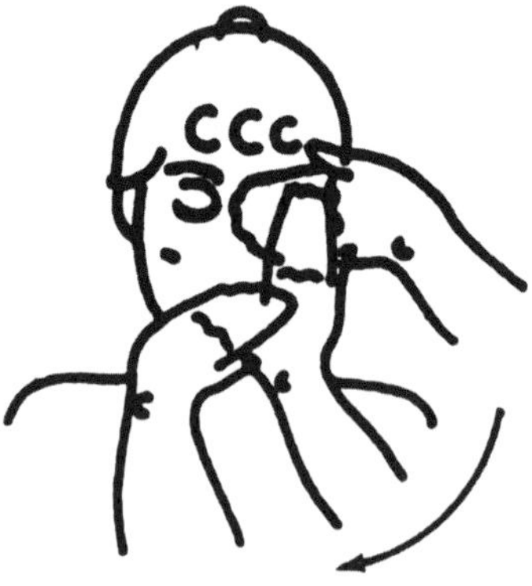

⑵左手掌從左眼、左頰、下顎、摩擦18次。
（右邊相同）

(5)左手掌從左眼、左頰、下顎，摩擦十八次。

以上的(1)~(5)為一次，早晚必做一次。此外，只要有時間，也可以多做幾次。女性一定要卸裝後才做。

8 讓鼻恢復年輕的行法

鼻惡臭	鼻發紅	過敏性鼻炎
鼻塞		鼻蓄膿

恢復失去的世界

一位有名的老作家，同時也是美食家。有一天他說：「我的鼻子全然無用了，再也聞不出味道。」他的晚輩，也是一位作家寫道：「他所評論的美食究竟以什麼為標準，簡直令人不能相信。」此後一直沒聽說這位老作家已不再是美食的權威，這對我來說真是雙重的驚訝。

這樣的現代人並不少，年紀輕輕便喪失嗅覺，也就是鼻子老化。嗅覺是動物察知敵人接近和發現食物腐敗的重要感覺。

然而，文明生活並不需要如此，難怪嗅覺退化，但不要以為事實理應如此。退化與老化完全不同。最好的證明是對味道感覺遲鈍的人，實行導引術鼻的行法，短時間後必能恢復嗅覺。

同樣的行法也能使發紅的鼻子變美，還能治療過敏性鼻炎、鼻蓄膿等討厭的惡疾。

鼻的行法1

(1)兩手的中指指腹貼在鼻的兩翼，上下摩擦十八次。

雖然是簡單的行法，卻能使鼻的氣血流動活潑，能治療鼻塞，使嗅覺能力變強。鼻有缺陷的人一天可以重複幾次。

鼻的行法①

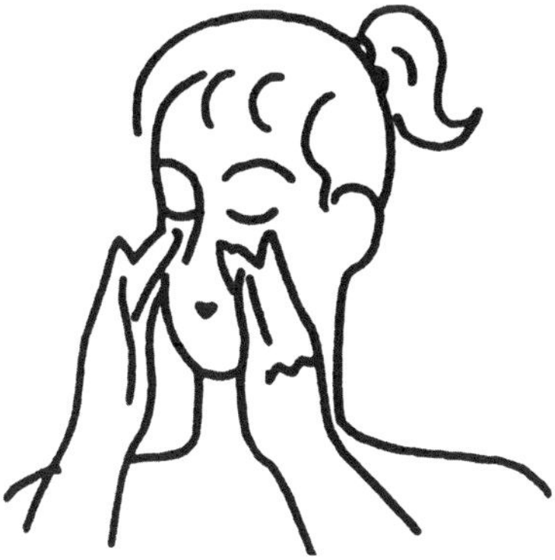

・兩手的中指指腹貼在鼻的兩翼，上下摩擦。

鼻的行法②（洗鼻）

⑴與鼻的行法①的⑴相同。

⑵壓住左鼻孔，右手撈水，從右鼻孔倒入，從口吐出。把水倒入鼻孔時，吸入的同時要仰起臉使水流下。

⑶以相同的要領，將水倒入左鼻孔，從口吐出。

這種行法左右各做三次。⑴鼻涕流出來時，要先擤乾淨再做⑵的行法。⑶做完後，也要擤乾淨。

起初用冷水洗，鼻子會痛，無法洗滌。這時，加上熱水，變成溫水之後比較容易洗。水中含有自然的能量，才有效

鼻的行法[2]

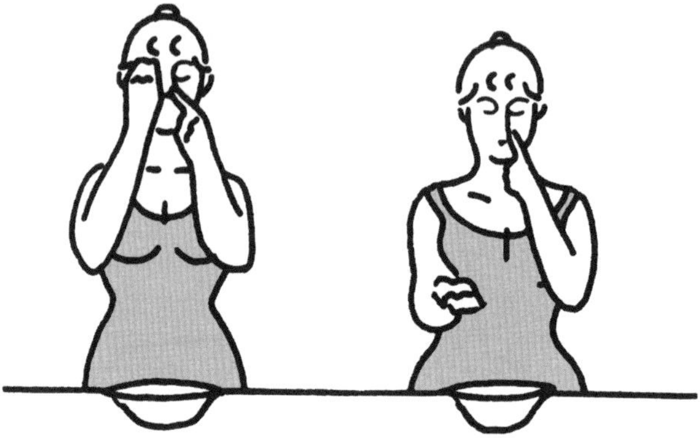

・壓住左鼻孔，右手撈水倒入，吸水同時仰臉使水流進。

果，絕不能用燒過冷卻的溫水。但酒浴水或溫洗澡水功效也很大。

此外，一定要用手撈水倒入，用水管或杯子，效果等於零。因為人的手能產生旺盛的自然治癒力之氣。導引術按摩時用手掌正是這個緣故。

施行鼻的行法[1]、[2]有時會流出驚人的大量鼻涕或鼻膿，這是治癒鼻蓄膿的證據，不必驚訝，繼續做下去。

如果開始流膿，一星期左右就能排除乾淨，完全根治鼻蓄膿。那時你將能重回失去的嗅覺世界。

❾ 讓口恢復年輕的行法

牙齒衰弱	齒槽漏膿
口不能緊閉	口　乾

產生唾液阻止老化

導引醫學認為身體的老化順序是腳、陰莖、眼睛，這一點前面已經述及。此外又談到腳的行法不僅能防止腳衰弱，還能預防全身的老化。這是根據人類自然生理的老化順序。

世人大多認為牙齒、眼睛、陰莖才是老化的順序。這的確也是現代人從日常生活中體驗的經驗。也難怪，人類的飲食生活使老化的順序有了偏差，原因自不待言，那就是攝取過多的糖。

笑顏中展露的白牙齒會給對方一個清新的印象。本來，牙齒的顏色和皮膚、頭髮的顏色一樣是與生俱來的，和其質一點也沒有關係。可是因為黃種人的牙齒琺瑯質較薄，象牙質的顏色就會顯現而使牙齒偏黃。於是，人人都想有一口白牙，潔白的牙齒能予人好印象，已是不爭的事實。

野生動物不會蛀牙，人類卻從孩提就蛀牙，因為這個緣故，對現代人而言，預防及治療牙齒的老化有重要的意義。

另外，老化之後，嘴唇無法緊閉。嘴唇是維持生命必須的食物之進口，倘若這裏不能閉緊，表示生命力衰弱。

以下介紹使嘴唇能夠緊縮的行法。嘴唇能咬緊，表情便有生氣。不但外觀好看，常刺激嘴唇也會對腦發生作用，能使意識明確清晰。

老化更嚴重時，不會產生唾液。唾液是全身機能的潤滑油。唾液減少猶如樹木枯萎，要讓枯木回復生氣，根部要灌水。

利用到人體，就是促進唾液分泌。唾液繼續而充分的分泌，身體便恢復年輕，結果又使唾液再一次分泌旺盛。切斷惡性循環，生命力便會再生。

牙齦的行法1

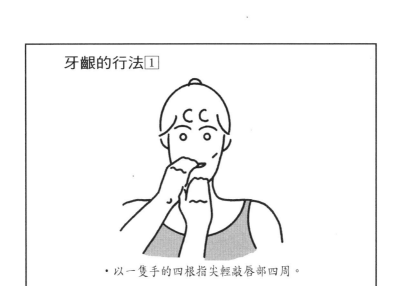

・以一隻手的四根指尖輕敲唇部四周。

牙齦的行法1

上了年紀之後，牙齒發黃、磨損、脆弱，牙齒本身就會老化。但會掉落並不是牙齒本身的變化，而是支撐牙齒的牙齦老化或疾病所造成的。

牙齒衰弱的原因在於牙齦衰弱。牙齦的氣血流動惡化，牙齒會蛀壞或脆弱面損傷。牙齦老化會略帶黑色。年輕的牙齦是粉紅色。防止牙齒老化，只要促進牙齦氣血流動活潑便行了。

方法極簡單，用一隻手的四根指尖輕敲口部四周九次。敲的力量要很輕，感覺舒服的程度就夠了。

牙齦的行法[2]

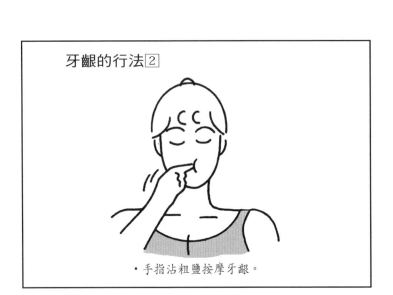

・手指沾粗鹽按摩牙齦。

預防老化，一天敲三次，治療老化，一天要十次以上才可以。

牙齦的行法[2]

每次飯後用手指沾粗鹽按摩牙齦。按摩牙齦比刷牙更能預防並治療牙齒的疾病和老化。不用牙膏就覺得不舒服的人，先用牙膏刷過再做這種行法。

齒槽漏膿的人通常內臟異常，尤其是腎臟。腎臟不良，牙齦的血色變壞，肉也消瘦。因此，齒槽漏膿患者要做以下介紹的兩種行法，還要做摩擦腎臟的行法與六字訣的行法[5]。三個月能治好原本無藥可救的齒槽漏膿。

唇的行法

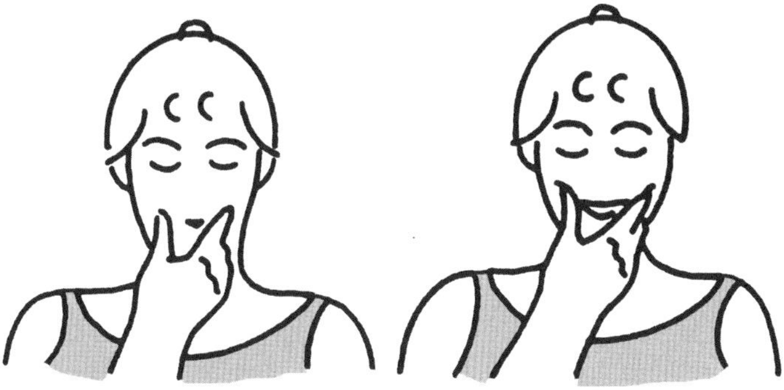

・左手的拇指和食指貼在嘴唇兩端，慢慢往上擠壓。

唇的行法

這種行法能使口腔充滿生氣，嘴唇能緊閉並給人好感。

左手的拇指和食指貼在嘴唇兩端，慢慢往上壓擠，重複九次以上。找時間每天做幾次。

產生唾液的行法

導引醫學把唾液稱為清津。如前所述清津減少，意味身體老化，直接會使口喉乾燥。因而常常覺得喉部苦澀，容易感冒、罹患喉疾。

碰到這種情形，要做以下介紹的行

產生唾液的行法

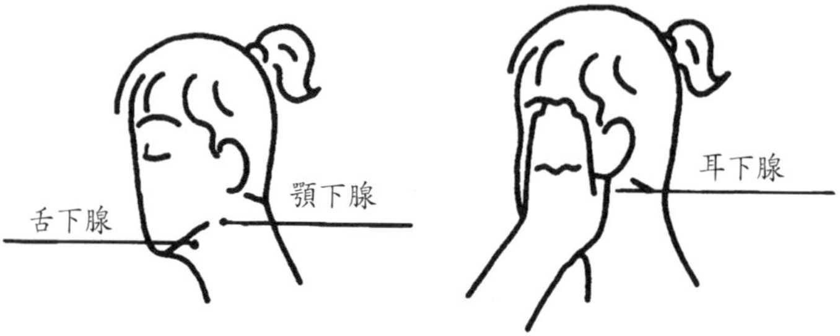

・兩手拇指順序壓住耳下腺、顎下腺、舌下腺，各壓三次。

法，並配合頸肌的行法（七十一頁）。

⑴兩手拇指壓住耳下（耳下腺）、下顎根部（顎下腺）、顎下（舌下腺）各三次。每次壓的時候各腺會分泌唾液，很快就湧出來。

⑵將唾液存在口中，分成三次，像是滋潤喉部似的吞下去。

口和喉乾燥，不要馬上喝水，就做此行法。

⑩ 讓眼睛恢復年輕的行法

眼睛疲勞	生眼屎
老花眼	白內障

眼睛衰弱也能治癒

眼睛看東西的時候，是藉著睫狀肌的力量改變晶狀體的厚度，讓光折射在視網膜上，對準焦距。看近處時，晶狀體變厚，強烈折射光線。

年紀大了之後，晶狀體變硬，而失去了彈性，睫狀肌也退化，無法順暢的調節晶狀體使其變厚，因此，看近處時無法對準焦距。

夜晚在燈下工作到深夜、看電視，現代人越來越過度使用眼睛，日常生活中全然不想照顧眼睛。等到視力惡化便戴上眼鏡。

要是得了白內障，就接受手術，而且視為當然。既認為惡化的視力無法治療，也不想恢復正常的狀態。一旦戴上眼鏡，越戴越深。儘管最近白內障手術大有進步，但這種手術要取下眼睛的水晶體，雖然在一定的期間內能恢復視力，但下次惡化就完全喪失視力。

會這麼做的人幾乎忽視了人體天生具有的自然治癒力。戴眼鏡或接受手術之前，最好立刻做下列的行法。

已經戴上眼鏡的人也可以做這種行法。雖然眼睛的老化與疾病程度上有差別，但你一定會驚訝如此簡單的行法竟有如此驚人的效果。

想預防眼睛老化的人，年過四十之後，每天至少要做一次這種行法。

眼睛的行法 1

(1)不論坐在床上或椅子上都可以。以坐姿進行，閉眼，摩擦雙手產生溫熱，輕輕貼在兩眼之上。

(2)保持這種狀態，眼球上下移動三次，左右移動三次，接著向右移動三次，向左移動三次。移動眼球時，當作要注視那個方向的物體就行了。

(3)其次，手掌的拇指丘用力壓住眼睛，從眼尾往太陽穴，摩擦運動，重複三次。

以上的(1)~(3)為一次，重複三次。眼睛疲倦時就可以做這種行法。手掌會散發活潑的自然治癒力之氣，非常有效。

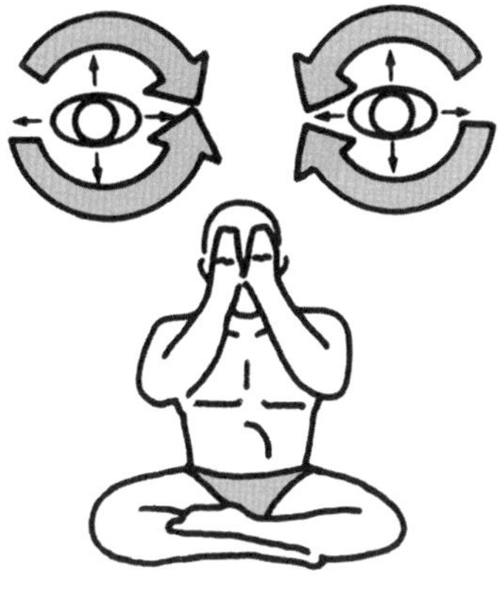

眼睛的行法1

・以坐的姿勢進行，摩擦雙手產生溫度，輕貼在兩眼上（閉眼），眼球上下、左右，右轉、左轉各移動三次。

特別是(3)的動作，自古以來鐘錶的修理匠常常用這種動作，年長的人一定看過街上鐘錶店老闆用手擦眼的情景。

眼睛的行法2（眼睛的服氣法）

這是讓眼睛呼吸，消除眼睛疲勞的行法。對預防與治療眼睛的疲勞很有效。

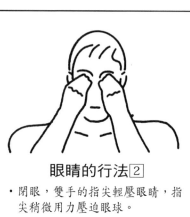

眼睛的行法2

・閉眼，雙手的指尖輕壓眼睛，指尖稍微用力壓迫眼球。

(1)在床上或椅子上都可以。以坐姿進行。閉眼，雙手的指尖輕壓眼睛。

(2)指尖稍微用力，壓迫眼球到覺得舒服的程度，經過二～三秒才放開。

以上的(1)(2)為一次，重複六次到九次。

壓住眼睛的指尖放開時，眼睛會呼吸，輸入新鮮的氣血。

這種行法對治療眼疾效果很好。重要的是眼睛得以呼吸。隱形眼鏡妨礙眼睛呼吸，對眼睛的健康有極大的不良影響，這一點應該慎重考慮。

眼睛的行法3（洗眼）

(1)將水倒入臉盆，臉浸在水中，睜開眼睛，眼球上下移動三次。

(2)接著左右移動三次。

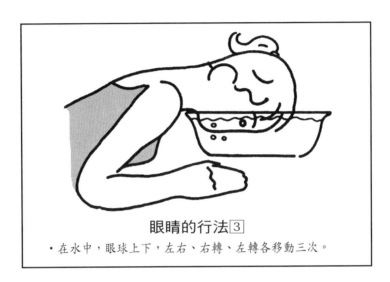

眼睛的行法3

・在水中，眼球上下，左右、右轉、左轉各移動三次。

⑶向左回轉三次，向右回轉三次。

眼睛的移動和眼睛的行法1相同。以上的⑴～⑶為一次，做三次。中途覺得呼吸困難，臉從盆子抬起來呼吸。習慣之後一次呼吸作一次。

這種行法一天最少兩次，早上起床和就寢前各做一次，可能的話，外出回來也可以做。

白內障患者尤其要做這種行法。所謂白內障是眼睛鏡片似的水晶體混濁的病症。導引醫學認為這是外界的灰塵進入眼睛沒有完全隨著眼淚流出去，貯積在眼球內而造成白內障。最好的證據是運用這種行法的人，大多治好了白內障。

等。

近年來，塵埃也是各式各樣，諸如空氣中的公害物質、洗髮精等中性清潔劑

這幾年，年輕人和兒童的白內障患者有不斷增加的傾向。

白內障的原因很多，無論什麼原因，只要晶狀體發生混濁，變成不透明，就稱為白內障。不論情形如何，只要不是重症，都可以用這種行法治好。

老年性白內障多為雙眼發病，早期無症狀，不痛不癢，但視力逐漸下降。眼前出現固定不動的黑點，在光亮的背景下更加顯著。有時發現視物彎曲、視物成雙或多視的現象。

以上所述三種眼睛的行法，都能預防並治療眼睛的老化和疾病。

諸如亂視、遠視、近視、老花眼，任何情形都一樣。

也許有些讀者會懷疑症狀不同何以治療方法相同。眼睛的病症不論那一種情形，都是眼睛的活力衰弱引起的。

只要增強眼睛的活力，就能產生自然治癒力，而眼睛也就恢復正常的狀態。不過治療的方式各不相同。

亂視比較容易治好，老花眼很難治癒，依照其容易的順序是亂視、遠視、近視、老花眼。

察覺老化的第一步就是眼睛退化。看不清楚近處的事物或甚至看不見，報紙必須拿得遠遠的才看得清楚，而近視的人不用戴眼鏡可以看報紙。也就是變成遠視的狀態，這就是老花眼。

老花眼不容易治療是由於它不只是眼睛老化，其他有關連的部分也老化。其中尤以腳部和眼睛關係最深。

治療老花眼不只做眼睛的行法，還要積極的做腳的行法1、2。

此外，治療眼睛的老化和疾病時，會流出大量的眼屎。那表示積存在眼睛的邪氣排泄出來，也是眼睛開始治癒的證據。

可以放心繼續做這種行法。不久邪氣完全排盡，眼屎也會停止，這時你將能自覺視力已經恢復。

⑪ 讓頭髮恢復年輕的行法

白髮	脫髮
頭髮稀少	紅頭髮

頭髮不需要洗髮精

人的頭會長十萬根頭髮，一天約長了○・二～○・四毫米，而頭髮的平均壽命為二十七年，壽命到了就是掉落。頭髮約有十萬根，以平均壽命五年來計算，一天會掉五十根頭髮。

頭髮埋在頭皮下方四～五毫米處。這個部分有被表皮和真皮包住的毛包，毛包前端有支配毛的重要組織毛乳頭。即使頭髮掉落，此處也能下達長出頭髮的指令。但是，上了年紀之後，毛包數減少，因此髮量也會跟著減少。

不久前報紙刊載「用肥皂洗髮比任何洗髮精更好」這是讀者的經驗之談。很多人認為肥皂鹼性過強會傷害髮質。

但中性洗髮精是石油化學製品，本質上和廚房用的中性洗潔劑相同。用中性洗潔劑手會粗糙，還會侵害肝臟。每個人都很注意，卻漫不經心的用屬於同樣物質的洗髮精大事洗頭，那還是全身最重要的地方，實在令人不敢苟同。

提出這個經驗之談的讀者，據說洗後像玉蜀黍之鬚，很苦惱，而且不論用什麼牌子的潤絲精，都不能防止頭髮枯燥。直到用肥皂洗髮才恢復光澤，並且髮色烏黑。

那篇報導還介紹用肥皂洗髮之後，加一小杯醋（釀造醋）在臉盆的熱水裏來潤絲，效果更理想。如果再用少量的純麻油按摩頭部更佳。

用在身上的化粧品應該是食用的物質，因為皮膚不只呼吸，還會將化粧品吸到體內。照這個觀點，每天用整髮劑果真對頭髮有益嗎？很值得檢討。

提到頭髮的老化包括白髮、頭髮稀少、禿頭，這些症狀是生長頭髮的頭皮部分氣血流動衰弱引起的。

下面介紹的兩種行法能促進頭皮的氣血流動活潑。這種行法不只對頭皮有益，也能使腦部氣血流動活潑，可以治療頭部疲勞，產生清晰的功效。

頭髮呈現老化症狀，原因不只頭皮氣血衰弱，其他諸如內臟衰弱也很多。這種情形只做這種行法不大有效。例如頭髮細薄、捲縮，通常是心臟衰弱；頭髮稀少，很多是腎臟衰弱。預防和治療頭髮的老化必須判斷是否內臟衰弱，還是其他原因。必要時同時施行這些行法。

頭髮的行法1

(1)兩腳伸直坐好，雙手手指壓頭皮，好像移動頭皮一般往頭頂揉搓。從側頭部開始移到後頭部。

(2)其次，用手掌（小指丘）輕敲頭部十八次。

以上(1)(2)為一次，一天做五次以上。

頭髮的行法2

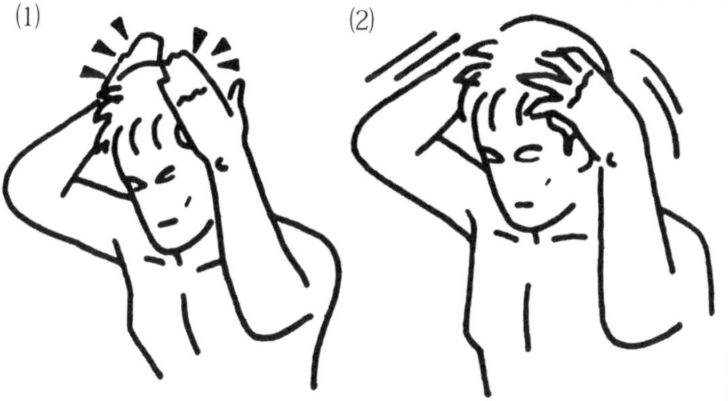

頭髮的行法[1]

(1)兩手手指壓頭皮，好像移動頭皮往頭頂揉搓。
(2)手掌輕敲頭部。

把頭髮剃光，每星期剃一次，至少一個月。最好連續三個月以上保持光頭。剃光頭之後，會使受頭髮阻礙不能發散的邪氣排泄出去。

有頭痛舊疾的人，頭重的感覺會消失。保持光頭再做頭髮的行法[1]，兩種效果都會增加。

女性做這種行法以外的時間，可以戴假髮，對日常生活並無妨礙。

寒冷的季節，不要讓頭著涼，這一點務必注意。

怕冷的話，隨時戴帽。

這種行法也可以推薦給天生紅頭髮的人。紅頭髮是幼兒期抑制頭髮生長而引起

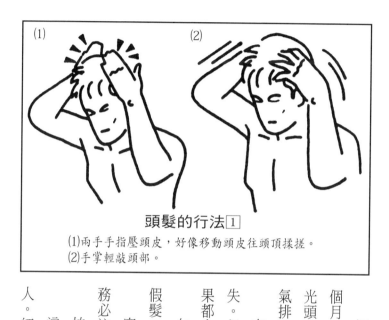

的。

用這種行法能使頭髮變黑，並且有光澤。

⑫讓耳朵恢復年輕的行法

耳鳴　耳痛　重聽

耳朵是老化的指針

除非有特別的病症，否則聽覺衰弱表示全身老化已經進行到相當的程度。反之，重聽之前未曾發覺自己老化的人，從年輕的時代就很健康，他們很理想的隨著年齡長大，因為全身平衡自然的衰弱，不會感到老化帶來的不快和痛苦。

這種人最好做耳朵的行法，從以後將會介紹的「六字訣行法」選擇符合年齡的行法，必能度過理想的老年期。

和其他感覺器官相比，耳朵很早就老化的人，可能是腎臟衰弱。耳朵密集了大約二百之多的經絡。

耳朵就靠這些經絡和各部分連繫。其中關係特別密切的是腎臟，所以耳朵老化也許和腎臟有關。

腎臟健康，耳朵的形狀就有彈性，腎臟衰弱，耳朵亦隨之萎縮。因此，聽力衰弱的人，別忘了同時做腎臟的行法。

耳朵的行法 1

這種行法能治療耳鳴，還能治其他耳疾而恢復一時的聽力。感冒時整個頭縮緊似的頭痛，也可以做這種行法，一次治不好，要繼續兩次、三次。

(1)端坐，閉眼。從口慢慢吐氣，完全吐盡，閉口，慢慢吸氣，充分吸氣後，停止呼吸，再右手捏住鼻子，依然閉眼，兩眼球左右運動，用力運動直到流淚為上。

耳朵的行法1

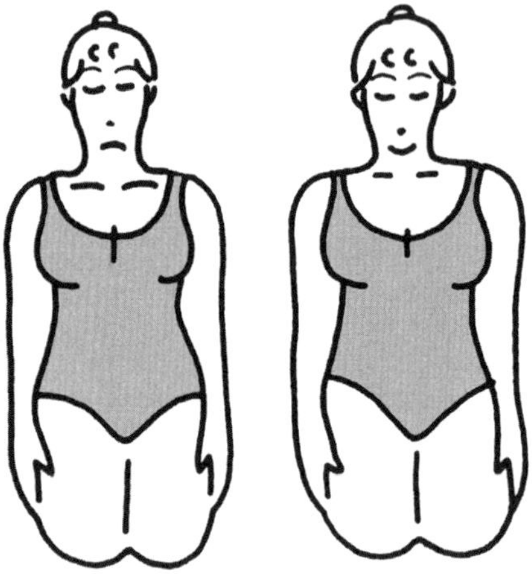

(1)端坐閉眼。停止呼吸，保持閉眼，眼球左右移動。

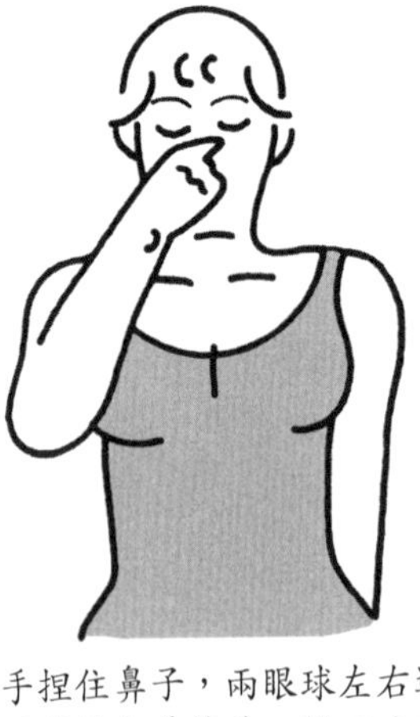

(2)右手捏住鼻子，兩眼球左右運動。呼吸痛苦之前放手，從口吐氣。

(2)呼吸感到痛苦之前放手，從口用力吐氣。

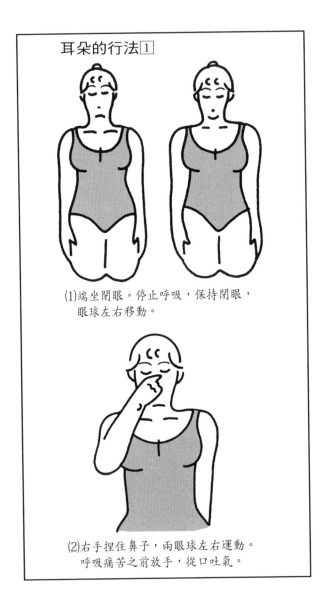

耳朵的行法[2]

這也是治療耳鳴的行法。行法[1]對急性耳鳴或耳痛有效，這種行法對慢性耳鳴有效。

(1)兩腳向前伸出平坐，食指和小指夾住耳朵，耳朵上下摩擦。上下來回為一次，重複十八次

不只摩擦耳垂，也要摩擦耳朵四周的皮膚。這樣才能促進耳朵四周全部氣血的流動，效果較大。

(2)雙手食指插入耳孔，以感到舒服的力量壓入。壓二、三秒，同時拔出兩手指。重複三次。要很快的拔出，發出「ㄅㄛ」聲，耳朵會覺得很輕鬆。

以上為一次，一天做二～三次。

耳朵的行法2

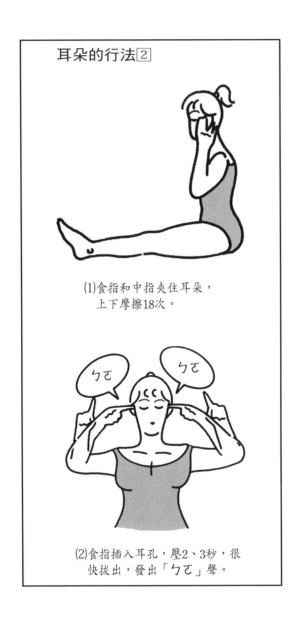

⑴食指和中指夾住耳朵，
上下摩擦18次。

⑵食指插入耳孔，壓2、3秒，很
快拔出，發出「ㄅㄛ」聲。

第三章

增進健康的導引術

——不老的坐功

秘中之秘

以下介紹增進健康、預防老化的行法大系，每天重複做，一點點的累積，便能促進全身氣血流動活潑，防止老化，終生精神飽滿，過愉快的生活。

這是宋代導引術大師陳希夷完成的導引術體系。共由二十四種行法構成，是非常有效的組合。力行二十四種行法能刺激全身經絡，促進氣血流動使身體各角落都很活潑。

只要施行二十四種行法，可以維持全身的健康，達到預防老化的目的，這是能夠實踐完成的行法系統。美妙的效果早在導引術的修行者之間聞名。

九百多年來這些行法幾乎成了秘傳。由於大部分是坐的行法，故名為「坐功」，專家之間稱為陳希夷的坐功，本書稱為「不老的坐功」。

坐功的方法

以下說明預防老化的功效和坐功的方法。不僅治療特殊的失調和老化，也能預防老化，繼續保持健康和年輕。

對健康有自信的人，過了三十歲之後，每天做行法，到了五十歲、六十歲時，就會發現自己比周圍的人更年輕、更健康。當然也不會有嚴重的疾病。

最理想的是將預防老化的二十四種坐功作為一套，每天做一次，然而這是導引術的專修者所做的。

一次做完全部的二十四坐功，不是專修導引術的人，身體會產生強烈的反應，諸如疼痛、發燒等。

不必徹底實行到這種程度，一般人只要獲得充分的效果就行了。

這二十四坐功任何人都能了解，而且每一種效果都非常大。為了方便起見，將二十四坐功按四季，每季六種，順序實行，能夠充分的預防老化。

具體而言，按如下的順序去施行。

春的行法（一月、三月、四月）不老的坐功1、2、3、4、5、6

夏的行法（五月、六月、七月）不老的坐功7、8、9、10、11、12

秋的行法（八月、九月、十月）不老的坐功13、14、15、16、17、18

冬的行法（十一月、十二月、一月）不老的坐功19、20、21、22、23、24

譬如現在是十月，每天做一次秋的行法，也就是坐功13、14、15、16、17、18。

施行時，必須遵守導引術的注意事項（三十五頁），可能的話，除了這些行法之外，每天做一次腳的行法2（三十九頁），效果更大。

老化或疾病而身體失調的人，可以從上述介紹的「治療老化與失調的導引術」選出需要的行法，在此行法之前施行即可。

另外，各種坐功所指示的次數只是一種標準罷了，不必拘泥於次數，只要不勉強，而自己也感到舒服的程度就可以了。

關於不老坐功的呼吸法，很多地方文章無法完全說明。本書只說明呼吸法的要點。如果想正確的領悟，最好接受行家的直接指導。

不老的坐功1

手掌重疊壓住大腿，保持這個姿勢，扭轉上身。本行法分為兩階段。

【恢復年輕的效果】消除背部僵硬、腰部倦怠以及手腳的疼痛。繼續實行本行法，會目光明晰，視力增強。

【治療疾病的效果】感冒、流行感冒、髓膜炎、腦炎、側頭動脈炎、偏頭痛、風濕症、關節炎、關節風濕症、手腳的疾病。

(1)盤坐。所謂盤坐是兩腳重疊，很舒服的坐著的方法。（圖1－①）

(2)左手重疊右手，放在右腿上，將上身的重量壓上去，雙手壓住右腿。重複三次～五次。（圖1－②）

(3)左腿也以同樣的方法進行。

(4)再次恢復盤坐的姿勢，雙手重疊放在右腿上。（圖1－②）

(5)壓住大腿，同時頸向左扭轉，從口吐氣。張眼仰視後左上方。（圖1－③）重複三次～五次。

(6)另一邊也以同樣的方法進行。

不老的坐功1

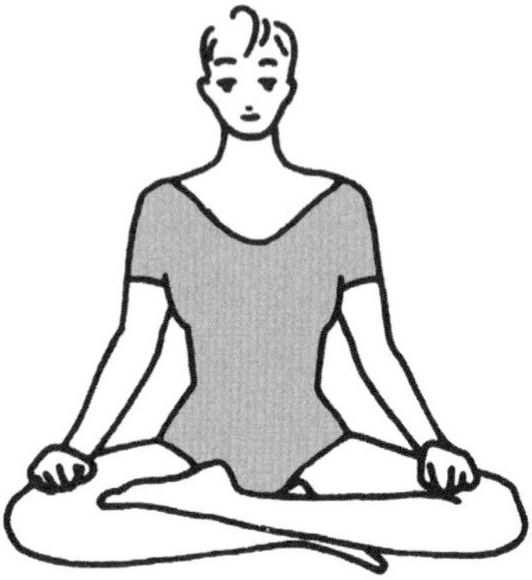

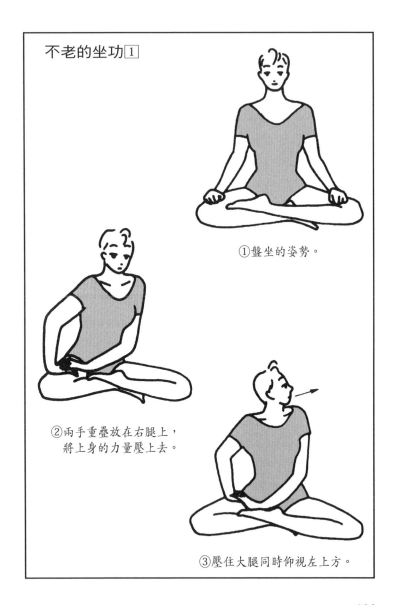

①盤坐的姿勢。

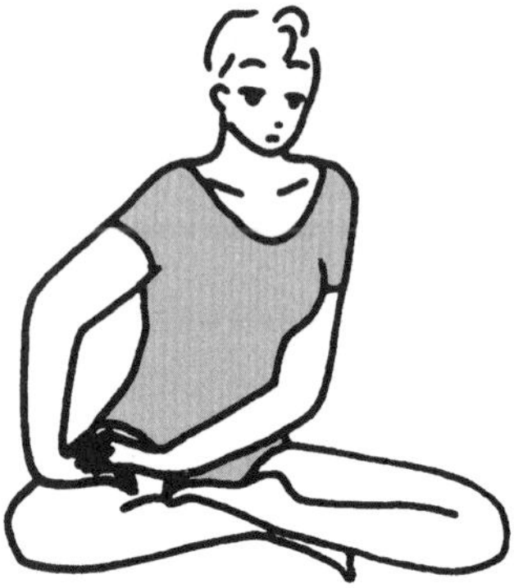

②兩手重疊放在右腿上，
將上身的力量壓上去。

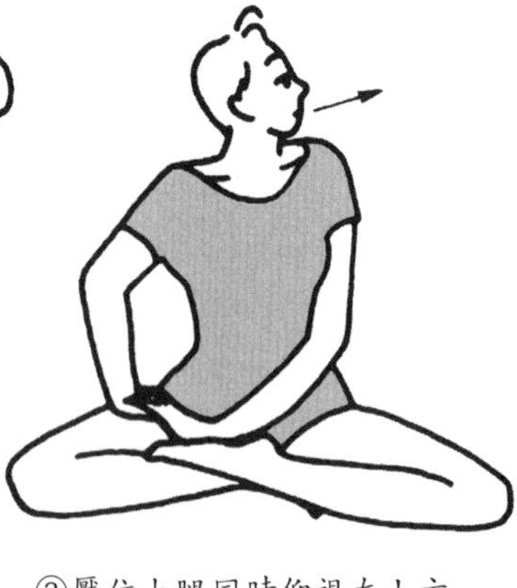

③壓住大腿同時仰視左上方。

同。

不老的坐功 2

雙手壓住小腿，回頭注視後方。坐功1壓住大腿，這是壓住小腿，並不相同。

【恢復年輕的效果】去除背部沉重感，使雙腳輕盈。

【治療疾病的效果】瘀血性心機能不全症、不整脈、高血壓、心外膜炎、出血性膀胱炎、尿道感染症、腎靜脈血栓症、急性腎炎、扁桃炎、喉頭炎、急性中耳炎、副鼻腔炎。

(1)盤坐。右腳重疊左腳。

(2)兩手重疊放在右小腿上。（圖2—①）

(3)用力壓小腿，頭部向左後方，從口吐氣，張眼。重複三次～四次。（圖2—②）

(4)換腳，另一邊也以同樣的方法進行。

壓左小腿時，頭向右後方，壓右小腿時，頭向左後方。不必勉強注視斜後方，但是無論如何都要注視斜上方。

不老的坐功②

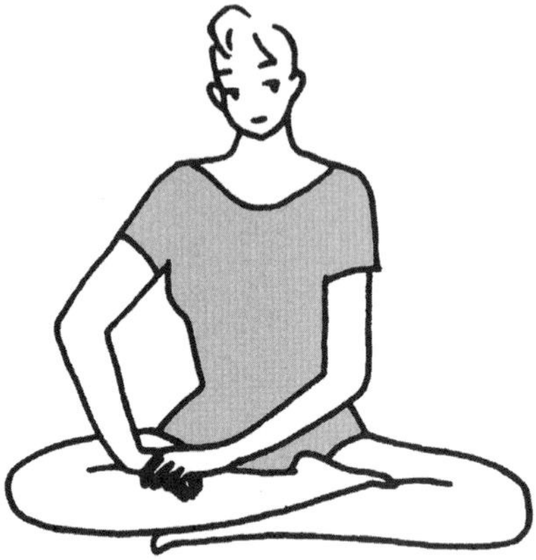

⑴盤坐的姿勢，兩手重疊放在右小腿上。

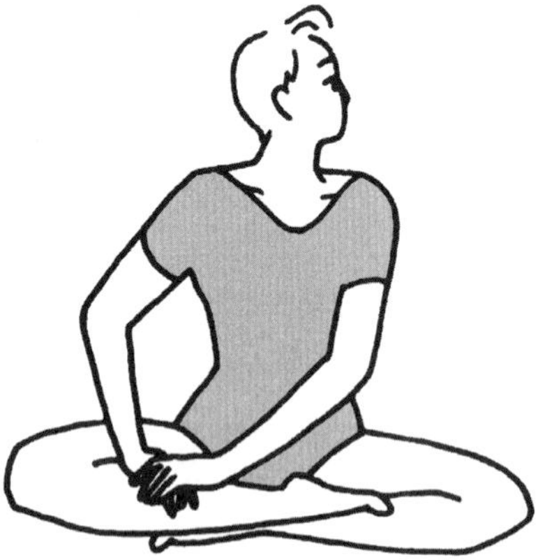

⑵用力壓，同時頭向左上方。從口吐氣，開眼。

不老的坐功3

本行法分為兩階段。第一種行法頭往側面傾倒，第二種行法彎曲手肘向後拉。

【恢復年輕的效果】消除肩胛骨周圍的僵硬、以及背和頸的僵硬。

【治療疾病的效果】急性腰痛（閃腰）、椎間盤疝氣、變形性腰痛症、白內障、虹膜炎、夜盲症、急性鼻炎、鼻出血、咽頭炎、口腔炎、角膜炎。

(1)盤坐。兩手握緊壓膝蓋。（圖3－①）所謂握緊是拇指在內用力握成拳頭。

(2)頭不要勉強，自然的向左向傾倒，從口吐氣。傾倒五次～六次。（圖3－②③）

③恢復(1)的姿勢。

(4)依然保持「握拳」的姿勢，彎曲手肘。（圖3－④）

(5)保持這個姿勢，迅速向後拉。（圖3－⑤）重複五次～六次。此時，手背

不老的坐功③

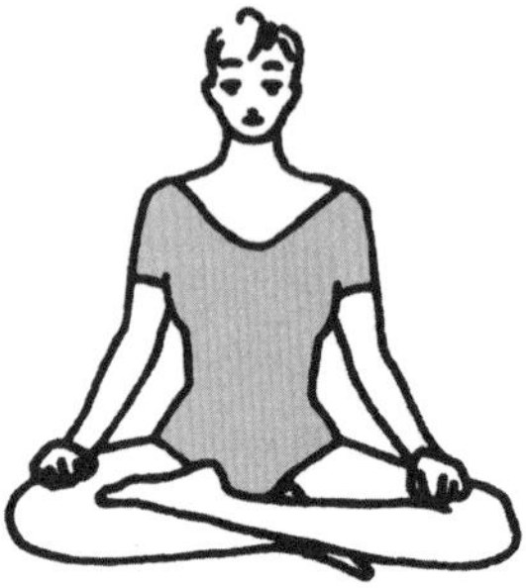

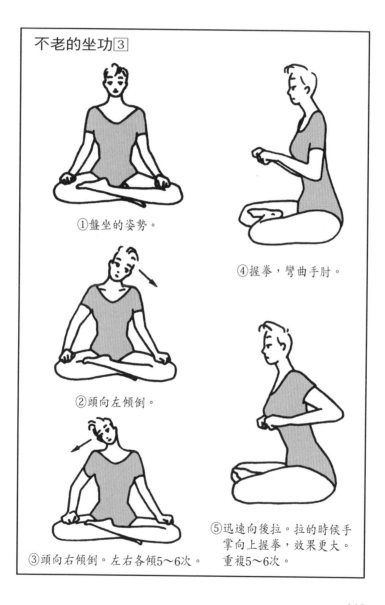

①盤坐的姿勢。

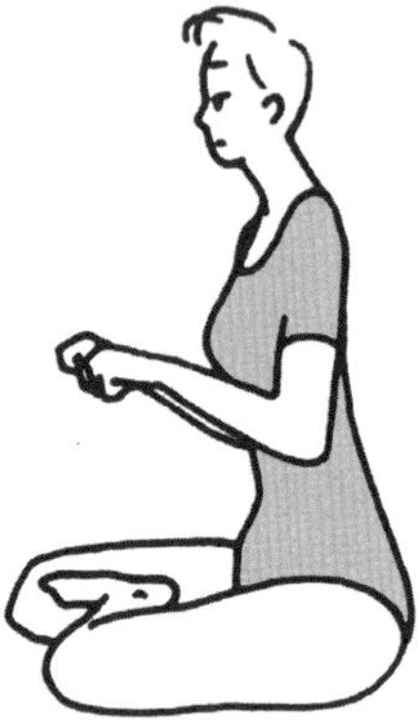

④握拳，彎曲手肘。

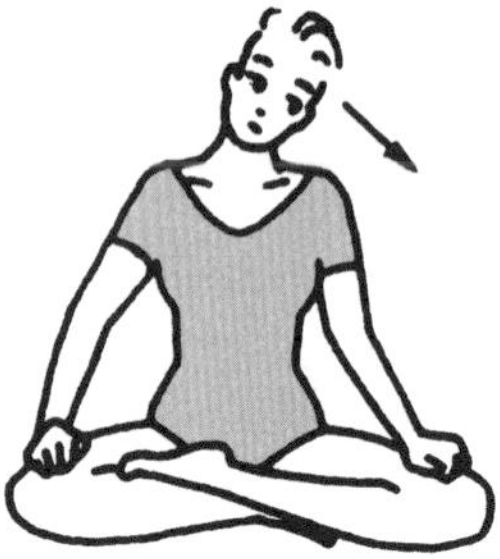

②頭向左傾倒。

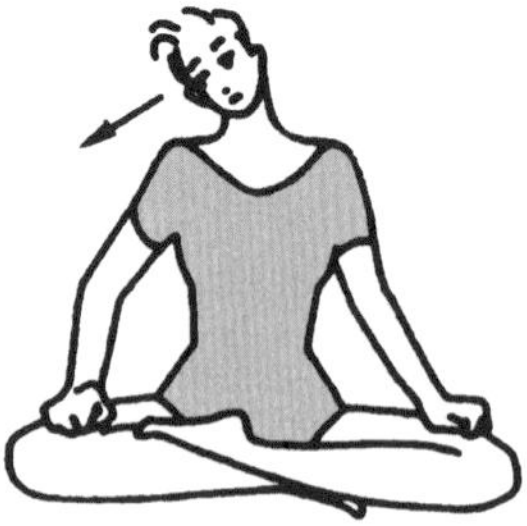

③頭向右傾倒。左右各傾5～6次。

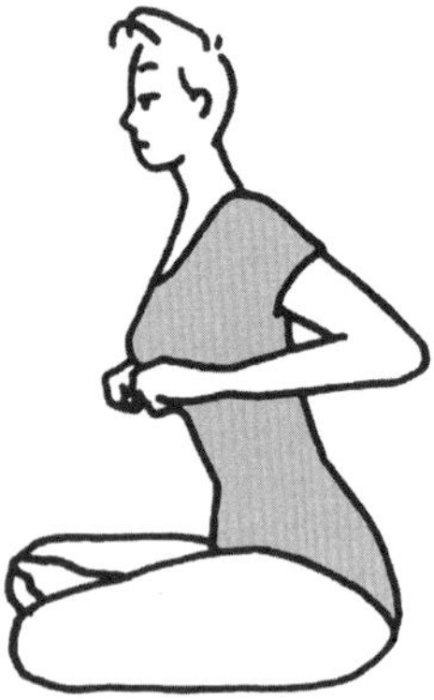

⑤迅速向後拉。拉的時候手掌向上握拳，效果更大。重複5～6次。

朝下較為理想，但向上也無礙。最後手恢復原位時，從口吐氣。

不老的坐功4

兩手伸向前方，頭往左右彎曲。

【恢復年輕的效果】消除背部僵硬及手的麻痺。

【治療疾病的效果】落枕、五十肩、頸椎扭傷、牙痛、流行性耳下腺炎、感冒、急性腎炎、關節炎、高血壓、腎結石、乾癬、柏塞杜氏病（凸眼性甲狀腺症）。

(1)盤坐。慢慢呼吸，統一意識。（圖4—①）

(2)手張開，儘量向前伸直。手掌向上。（圖4—②）

(3)頭部慢慢向左右彎曲，從口吐氣。張眼。臉轉向左右後方最重要。交換重複六次～七次。（圖4—③④）

不老的坐功4

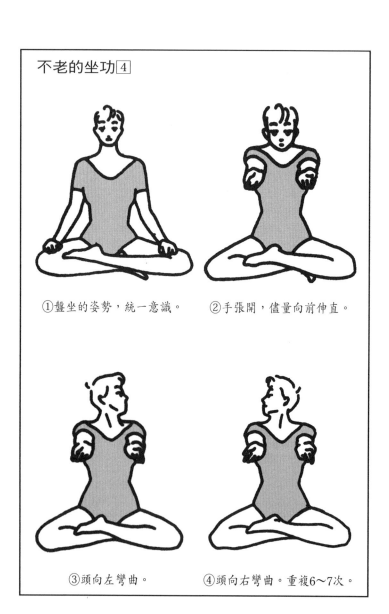

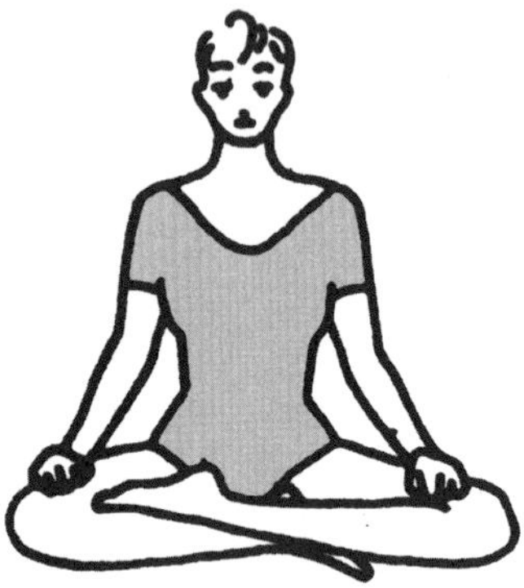

①盤坐的姿勢，統一意識。

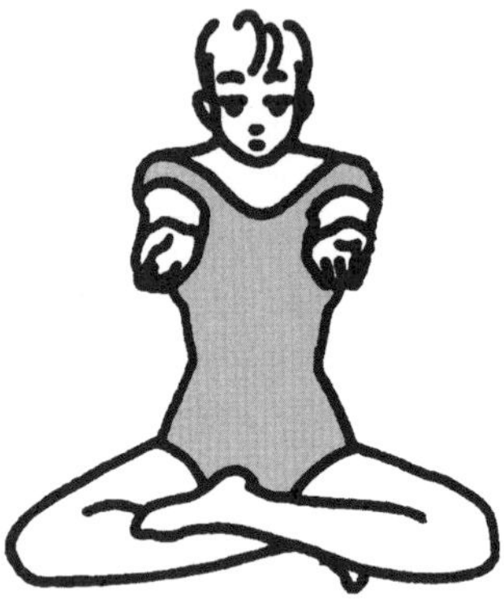

②手張開，儘量向前伸直。

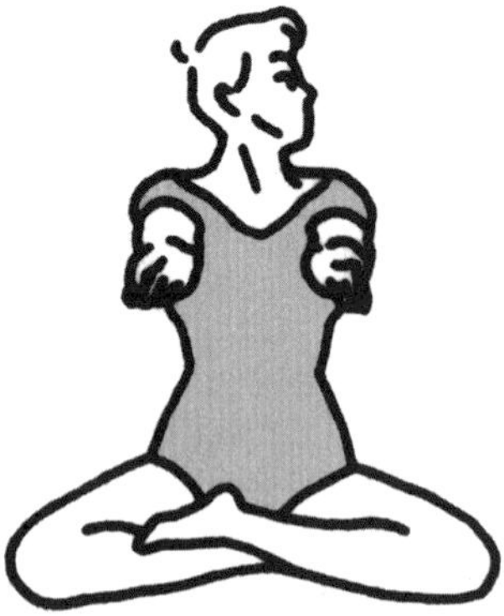

③頭向左彎曲。

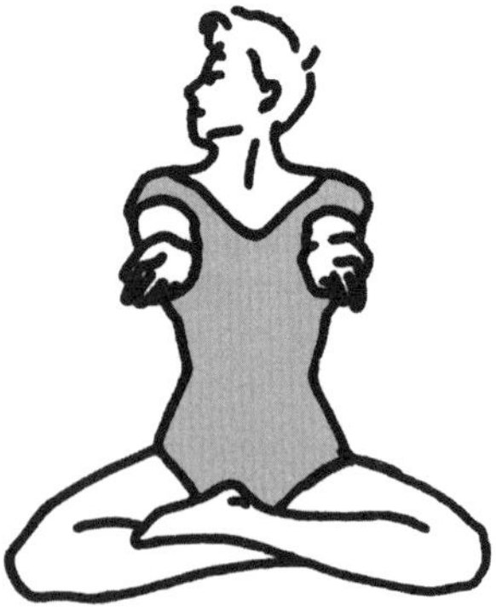

④頭向右彎曲。重複6～7次。

不老的坐功5

坐著挽弓的姿勢。

【恢復年輕的效果】消除胸部的停滯感和肩關節的疼痛。

【治療疾病的效果】急性腰痛（閃腰）、不整脈、瘀血性心機能不全症、感冒、中耳炎、甲狀腺炎、五十肩、落枕、神經痛、關節炎。

(1)端坐。所謂端坐是腳不要重疊而坐。慢慢呼吸，統一意識。（圖5－①）

(2)右臂儘量向前伸直，左臂彎曲手肘，用力向後拉，張眼。

(3)拉弓拉到最大限度，瞬間停止，右手握緊，左手很快的張開手指，從口吐氣。（圖5－②）

(4)左右交替。重複七次～八次。

最重要的要有實際挽弓的心情來做這個行法。

不老的坐功5

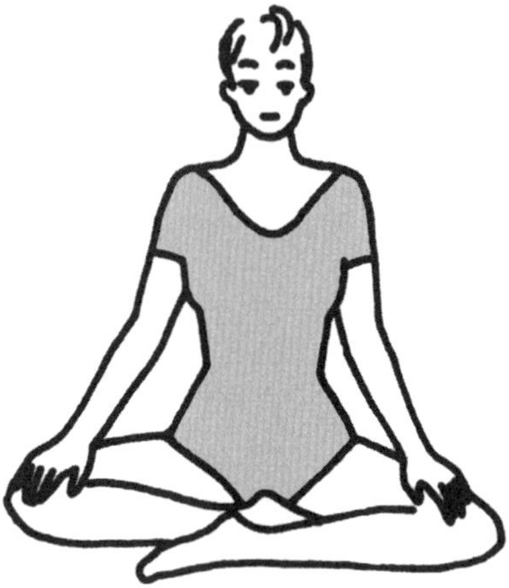

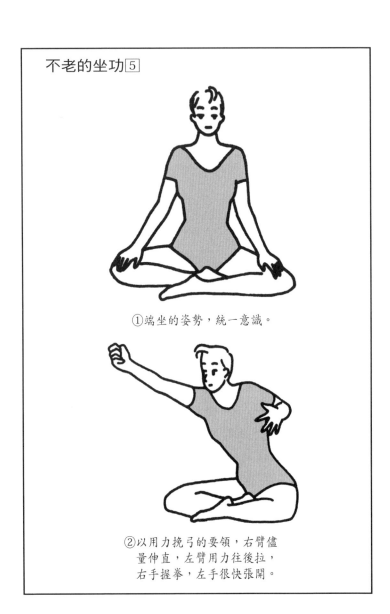

①端坐的姿勢，統一意識。

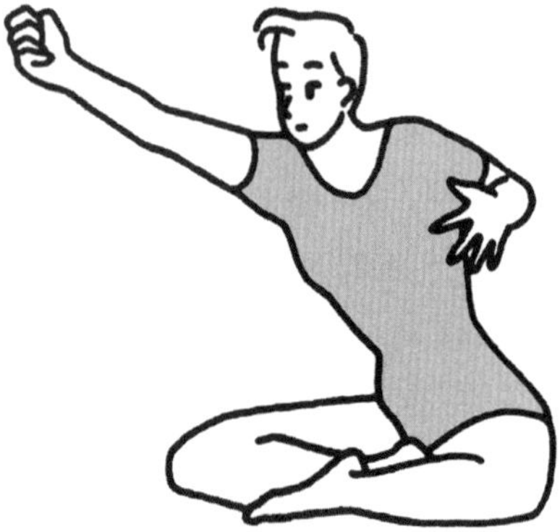

②以用力挽弓的要領，右臂儘量伸直，左臂用力往後拉，右手握拳，左手很快張開。

不老的坐功 6

一隻手臂換另一隻手臂往上伸直的姿勢。

【恢復年輕的效果】清除胸廓內的邪氣，以及從頸肌到肩胛骨的僵硬和疼痛。

【治療疾病的效果】急性胃炎、貧血、結膜炎、鼻出血、上顎部腫瘍、急性淋巴腺炎、結核游走腎、腎周圍膿瘍。

(1)盤坐。慢慢呼吸，統一意識。（圖6－①）

(2)打開雙手。

(3)左手支撐重石似的伸直上舉，右手掌壓在左乳上。（圖6－②）

(4)左手指尖向內，注視手背，從口吐氣。（圖6－③）

(5)左右交替。左右重複五次～七次。

不老的坐功⑥

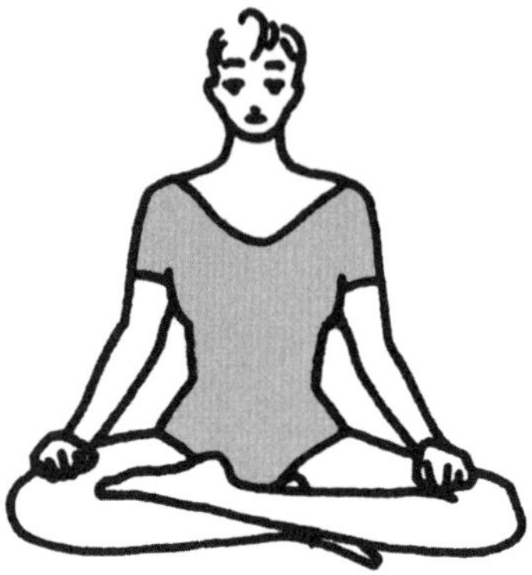

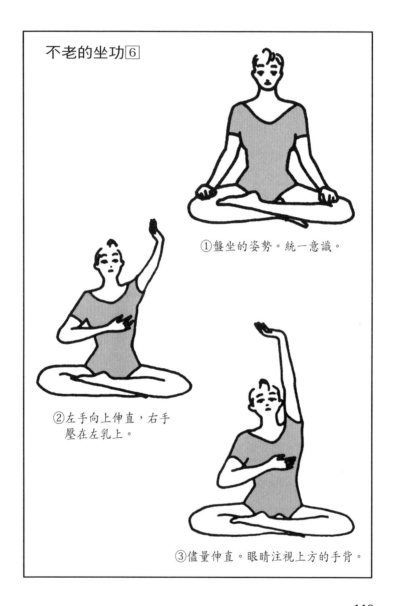

①盤坐的姿勢。統一意識。

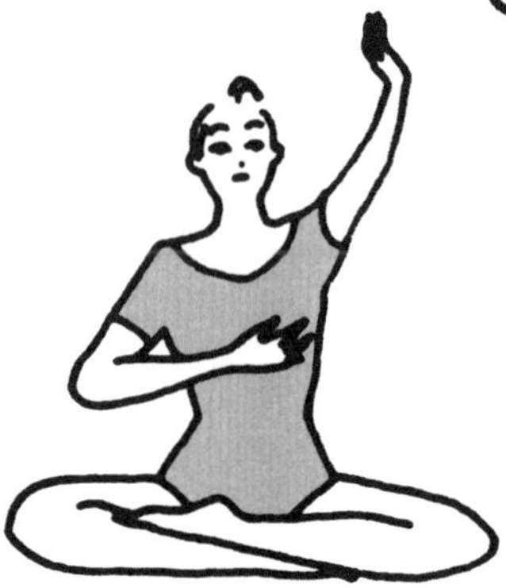

②左手向上伸直，右手
壓在左乳上。

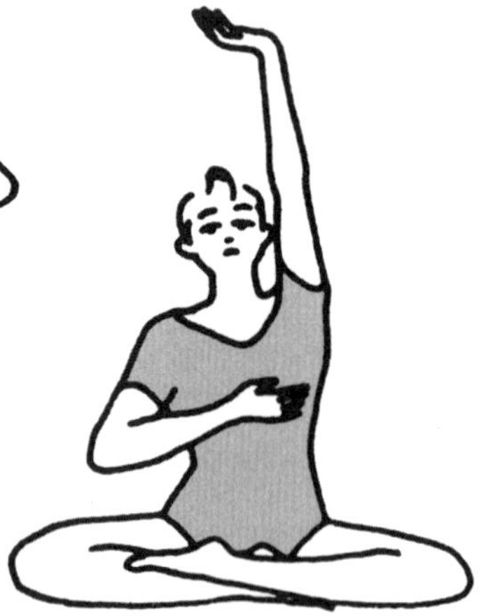

③儘量伸直。眼睛注視上方的手背。

不老的坐功7

膝蓋彎曲，拉向胸前。

【恢復年輕的效果】消除膝蓋的疼痛、麻痺、倦怠感。坐在床上不舒服的人、步行痛苦的人，會變得坐行都舒服。

【治療疾病的效果】神經痛、關節風濕症、乳腺炎、急性淋巴腺炎、帶狀疱疹。

(1)兩腳併攏，向前伸直。（圖7－①）
(2)閉口，輕輕閉眼。慢慢呼吸，統一意識。
(3)兩膝彎曲，兩手用力拉向胸前，從口吐氣。（圖7－②③）
(4)兩腳再次併攏，伸向前方。
(5)兩手重疊壓右膝蓋，用力拉向胸前，拉到腳跟碰到股關節，從口吐氣。
(6)右腳伸直，拉左腳。（圖7－④）
(7)左右重複五次～七次。

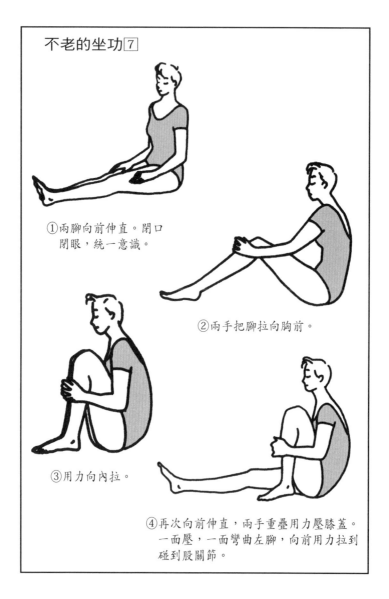

不老的坐功[7]

①兩腳向前伸直。閉口閉眼，統一意識。

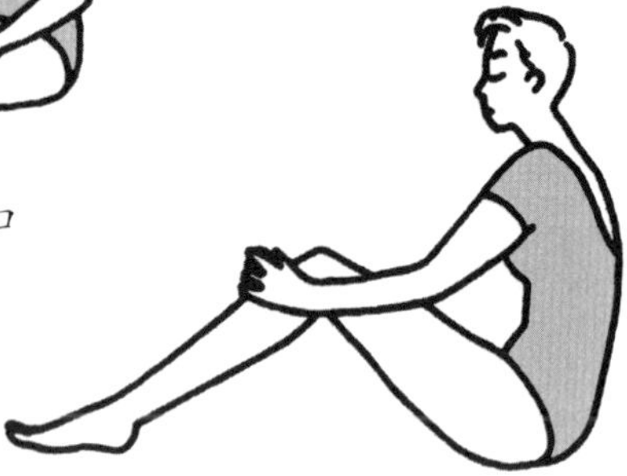

②兩手把腳拉向胸前。

③用力向內拉。

④再次向前伸直，兩手重疊用力壓膝蓋。一面壓，一面彎曲左腳，向前用力拉到碰到股關節。

不老的坐功 8

一手高舉，另一手壓大腿。

【恢復年輕的效果】 消除背部的沈重感和僵硬。對手和腳的關節痛也有效。能使氣管健康，對氣管衰弱的人很有幫助。

【治療疾病的效果】 肺炎、支氣管炎、高血壓、不整脈、心肌炎、風濕症、心內膜炎、胸膜炎、大動脈腫瘤。

(1)端坐。閉口，輕輕閉眼，慢慢呼吸統一意識。（圖8－①）

(2)右手支撐重石似的高舉，右臂向上伸直。（圖8－②③）

(3)同時左手掌用力壓左腿上部，從口吐氣。（圖8－③）

(4)恢復(1)的姿勢。

(5)左右交替。（圖8－④）左右重複三次～五次。

不老的坐功⑧

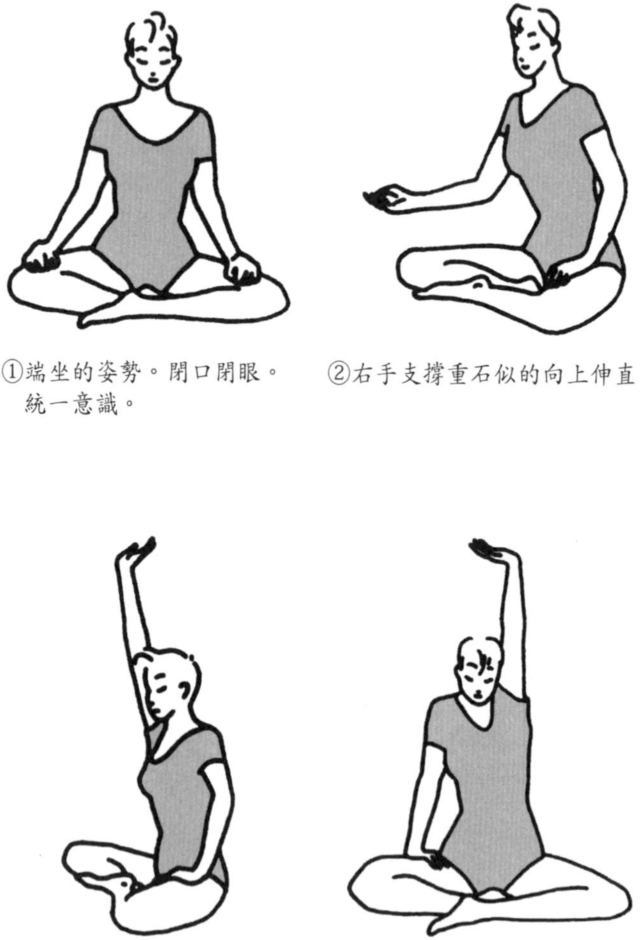

①端坐的姿勢。閉口閉眼。統一意識。

②右手支撐重石似的向上伸直。

③同時左手壓左腿上部。

④左手向上舉。右手壓右腿。

不老的坐功 9

站立的姿勢，兩手上舉，弓仰上身。

【恢復年輕的效果】消除站立或坐著的腰痛和倦怠，效果很好。尤其是腎臟機能不良的人，更應該做這種行法。

【治療疾病的效果】不整脈、心內膜炎、風濕症、腎炎、腎動脈狹窄、妊娠腎、心臟性哮喘膀胱炎、頸椎扭傷、偏頭痛、側頭動脈炎、高血壓。

(1)直立的姿勢，慢慢呼吸，統一意識。（圖9－①）

(2)右手掌張開，向上伸直，好像支撐重石的姿勢。

(3)身體稍微向後弓仰，注視右手臂，從口吐氣。（圖9－②）

(4)保持這個姿勢，左手向上伸直，兩手在上方併攏，一面注視手背，一面從口吐氣。（圖9－③）

(5)恢復直立的姿勢，這一次從左手開始。交替重複五次～六次。

不老的坐功9

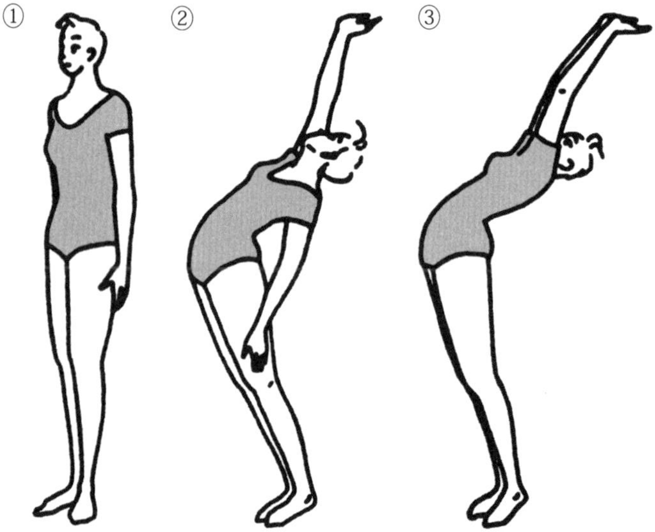

①直立的姿勢。統一意識。
②右手張開向上伸直，支撐重石的姿勢，上身稍微向後弓仰，注視手背。
③兩手併攏，注視手背，恢復原來的姿勢，接著從左手開始，交替重複5～6次。

不老的坐功 10

分為兩手伸直的行法和一隻腳換另一隻腳伸直的行法。

【恢復年輕的效果】 消除坐骨神經痛、腰部四周疼痛和倦怠、腳痛和麻痺。

【治療疾病的效果】 神經痛、腎結石、椎間盤疝氣、急性腰痛（閃腰）、變形性腰痛症、腰椎分離症、腰椎游走症。

(1)跪坐。跪坐時臀部放在腳跟上，以腳趾支撐的坐法。慢慢呼吸，統一意識。（圖10—①）

(2)臀部從腳跟上浮。（圖10—②）

(3)兩手張開高舉。（圖10—③）

(4)在上方交叉之後，手肘伸直，從口吐氣。交叉時手掌重疊。（圖10—④）

(5)恢復跪坐的姿勢。

(6)兩手撐地，臀部貼在地板。雙膝彎曲坐好。（圖10—⑤）

(7)雙手勾住右腳底（圖10—⑥），手肘和右膝伸直。（圖10—⑦）

(8)改為左手做同樣的動作（圖10－⑧），左右交替重複五次～七次。

不老的坐功10

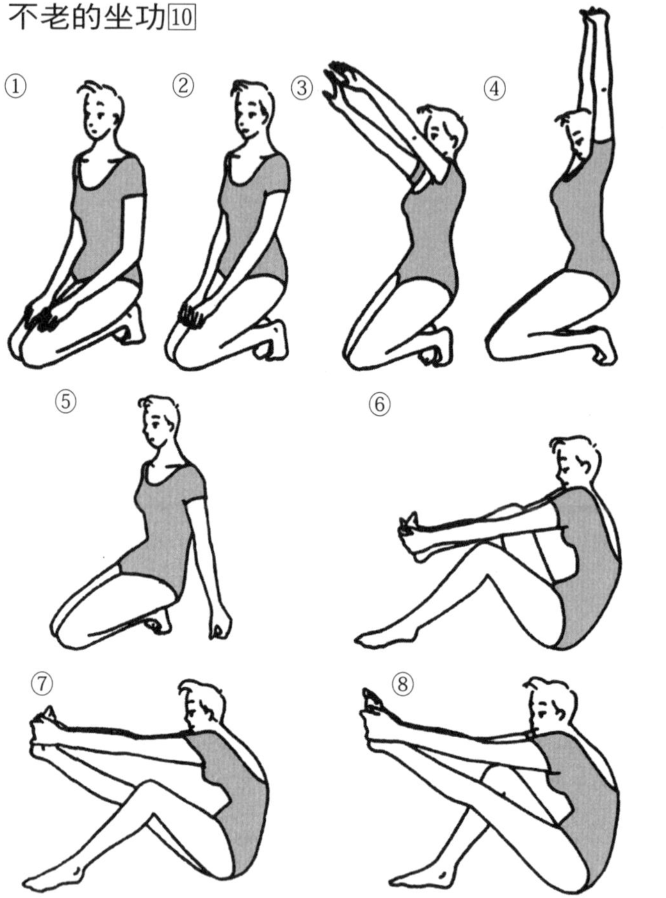

①跪坐的姿勢。姿勢安定，意識統一。
②臀部從腳跟上浮。
③兩手張開向上伸。
④在頭頂上兩手交叉，手掌重疊。
⑤在背後撐地，坐下。
⑥兩手勾住右腳底。
⑦手肘和右膝完全伸直。
⑧換腳做同樣的動作。

不老的坐功 11

身體後仰，手臂和腳支撐身體。

【恢復年輕的效果】 促使衰弱的內臟增加活力。

【治療疾病的效果】 神經痛、膽結石、急性胰臟炎、胃痙攣、腦炎後遺症、泛發性神經炎、重症肌無力症、健忘症、脫肛。

(1)跪坐的姿勢，身體安定，意識統一。（圖11－①）

(2)雙手張開，放在背後撐地。這時變成腳尖和手臂支撐身體。（圖11－②）

(3)右腳儘量向前伸直，從口吐氣。注意左膝不能貼地。（圖11－③）

(4)將伸出的右腳收到後面，恢復原來的姿勢。

(5)左腳儘量向前伸直，從口吐氣。右膝不能貼地。

(6)將伸直的左腳收到後面，恢復原來的姿勢。

(7)重複三次～五次。

不老的坐功⑪

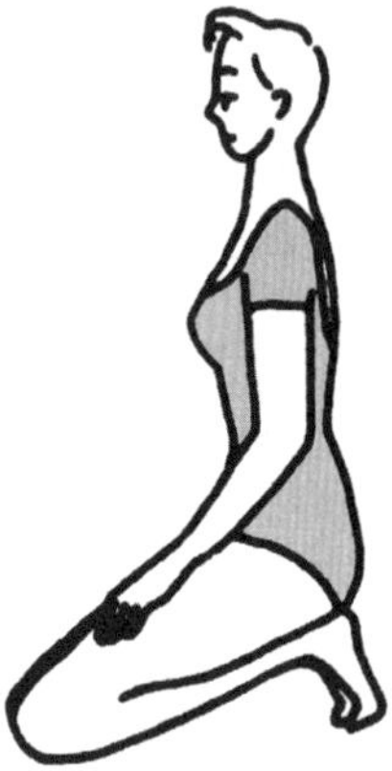

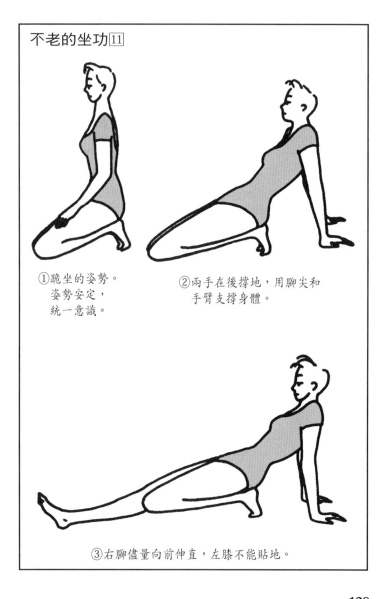

①跪坐的姿勢。
姿勢安定，
統一意識。

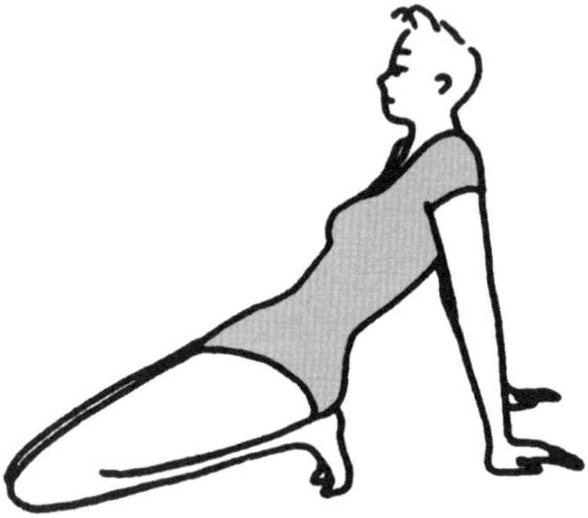

②兩手在後撐地，用腳尖和
手臂支撐身體。

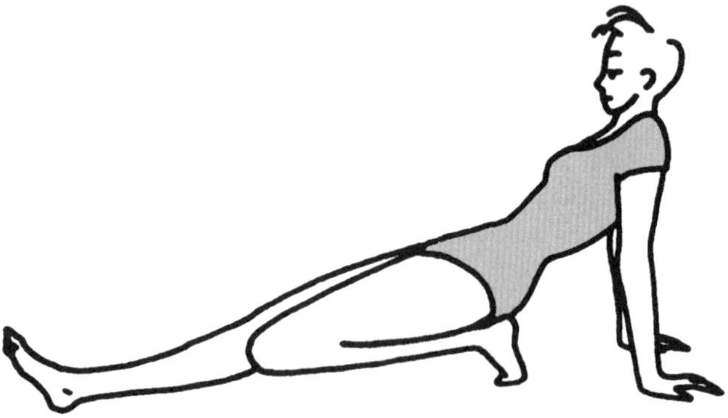

③右腳儘量向前伸直，左膝不能貼地。

不老的坐功12

兩手在前撐地，轉頭注視左右肩膀。

【恢復年輕的效果】消除頸部僵硬，去除背部的邪氣使之輕鬆。

【治療疾病的效果】髓膜炎、感冒、胸膜炎、急性腰痛（閃腰）、頸部淋巴結炎、扁桃炎、白血病、支氣管炎、神經痛、風濕症、胃潰瘍、宿醉。

(1)端坐。慢慢呼吸，統一意識。（圖12－①）

(2)雙手握拳，在前貼地。（圖12－②）

(3)頭向右轉虎視右肩，從口吐氣。所謂虎視，意即如老虎眼睛睜大注視。（圖12－③）

(4)虎視左肩（圖12－④）

(5)左右交替重複三次～五次。

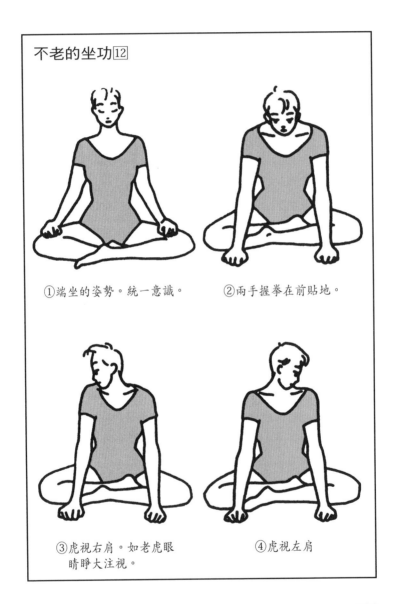

不老的坐功⑫

①端坐的姿勢。統一意識。

②兩手握拳在前貼地。

③虎視右肩。如老虎眼睛睜大注視。

④虎視左肩

不老的坐功 13

全身縮緊，很快的站立。

【恢復年輕的效果】 消除頭痛、頭重、起立目眩等慢性症狀。

【治療疾病的效果】 急性腎炎、腎炎、反覆性腎出血、椎間盤疝氣、骨質疏鬆症、口腔炎、口角糜爛症、神經痛、風濕症、膀胱炎、腦炎、偏頭痛、側頭動脈炎、青光眼、球後神經炎、胸膜炎、結核、胸部積膿。

(1)端坐。慢慢呼吸，統一意識。（圖13－①）

(2)兩手掌張開，放在前方地上。

(3)縮緊上身，儘量向前傾倒。（圖13－②）

(4)保持傾倒的姿勢，閉口，用鼻靜靜呼吸。持續一分鐘～二分鐘。

(5)然後站起來，像豎起身體似的站立。（圖13－③④）

不老的坐功[13]

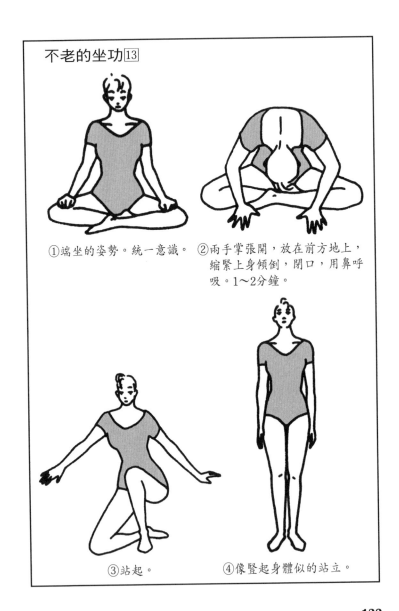

①端坐的姿勢。統一意識。

②兩手掌張開，放在前方地上，縮緊上身傾倒，閉口，用鼻呼吸。1～2分鐘。

③站起。

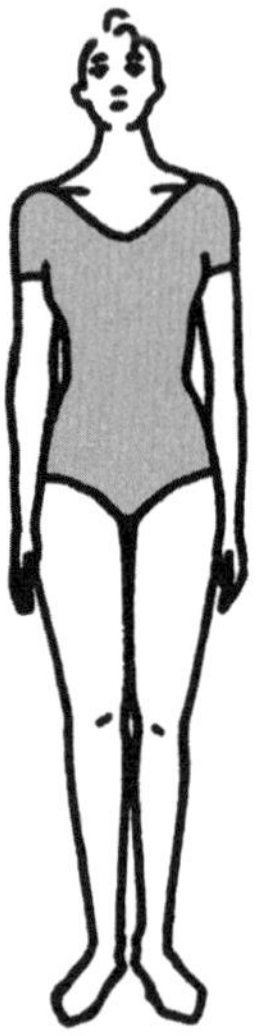

④像豎起身體似的站立。

不老的坐功14

雙手高舉、運動脖子，手在後面敲打背部。

【恢復年輕的效果】鬆弛頸和肩膀的僵硬，消除腰部四周的倦怠。

【治療疾病的效果】腰椎骨髓炎、腰椎不安定症、軟骨症、結核、胸膜炎、肺炎、發燒性感冒、關節炎、風濕症。

(1)端坐。慢慢呼吸，統一意識。（圖14－①）

(2)兩手握拳，儘量向上高舉。（圖14－②）

(3)頭部慢慢向左右回轉一次。（圖14－③）

(4)兩手放下，手肘彎曲，用力向後拉。兩手恢復原位，從口吐氣。（圖14－④）

(5)以上重複五次～七次。

(6)其次，握拳的兩手繞到背後，順著背肌輕敲，直到臀部，一邊靜靜輕敲完畢再換另一邊。（圖14－⑤）左右重複五次～七次。

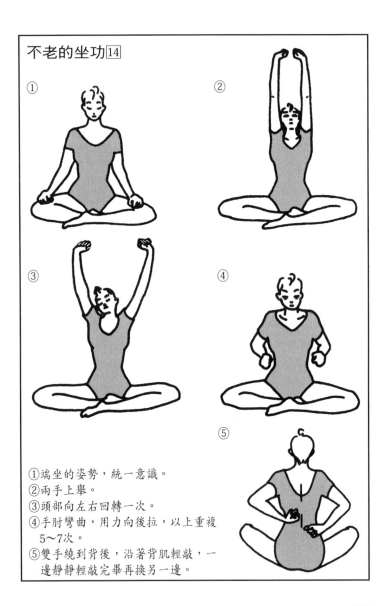

不老的坐功 14

①

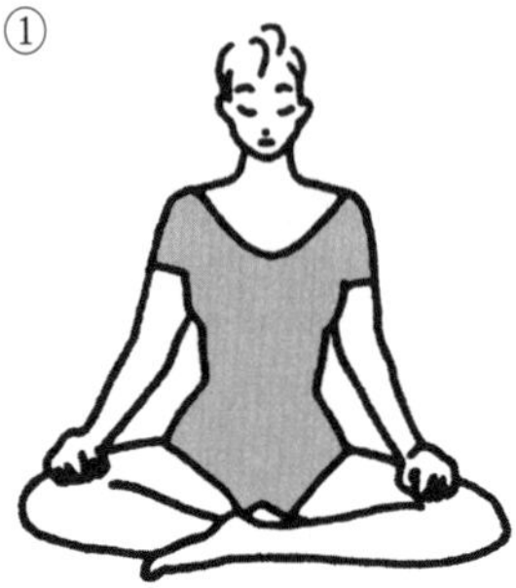

②

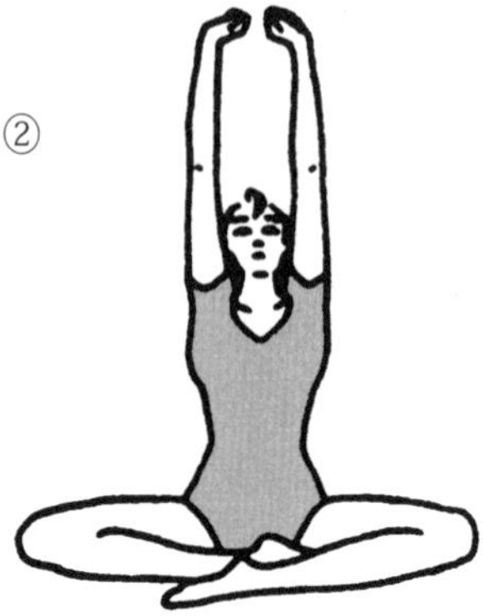

③

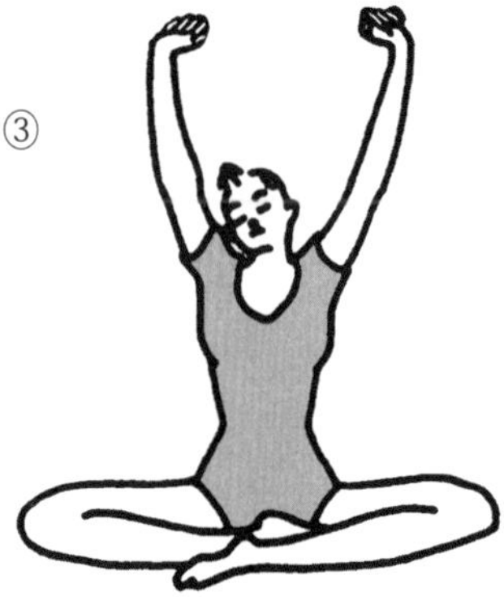

④

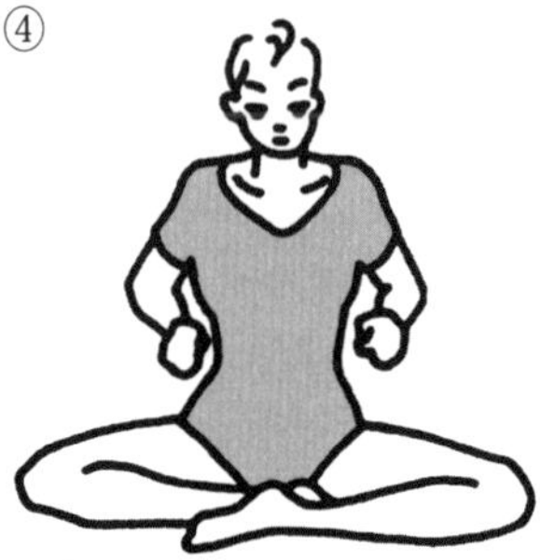

⑤

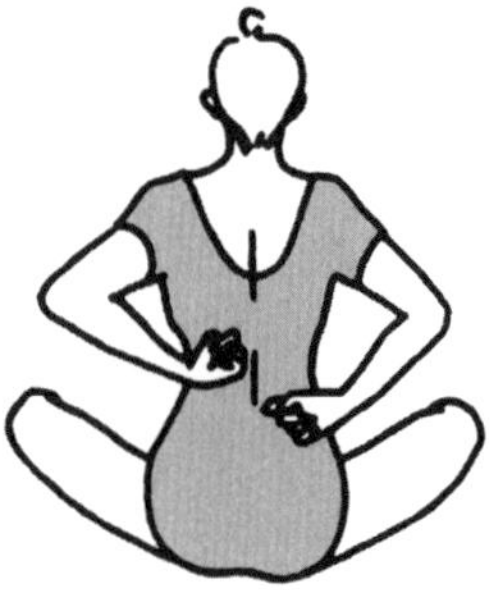

①端坐的姿勢，統一意識。
②兩手上舉。
③頭部向左右回轉一次。
④手肘彎曲，用力向後拉，以上重複5～7次。
⑤雙手繞到背後，沿著背肌輕敲，一邊靜靜輕敲完畢再換另一邊。

不老的坐功 15

兩手上舉，頭部回轉，手臂彎曲向後拉。

【恢復年輕的效果】消除積存在頸部到肩胛骨一帶的邪氣。

【治療疾病的效果】感冒、風濕症、鼻出血、頸部淋巴腺炎、急性腎炎、過敏性鼻炎、咽喉炎、化膿性扁桃炎。

(1)端坐。慢慢呼吸，統一意識。（圖15－①）

(2)保持端坐，用力壓膝蓋一～二分鐘。兩手握拳。

(3)兩手依然握拳，向上高舉。

(4)保持這個姿勢，頭向左轉三次，向右轉三次。（圖15－②）

(5)兩手放下，手肘彎曲。（圖15－③）

(6)手肘用力向後拉。兩手回原位，從口吐氣。（圖15－④）

(7)以上的動作重複三次～五次。

不老的坐功⑮

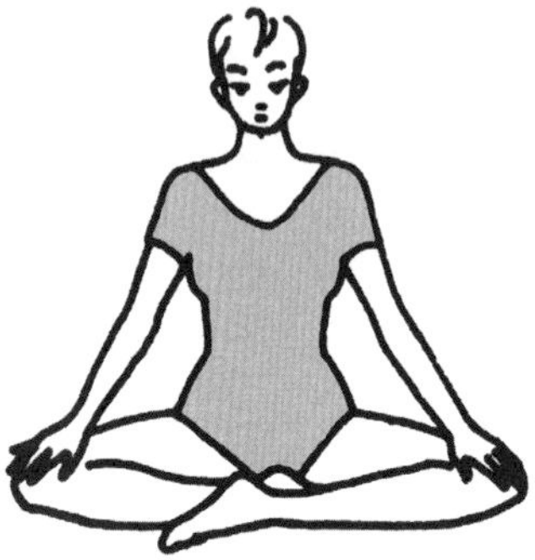

①端坐的姿勢，統一意識。
用力壓膝蓋1～2分鐘。

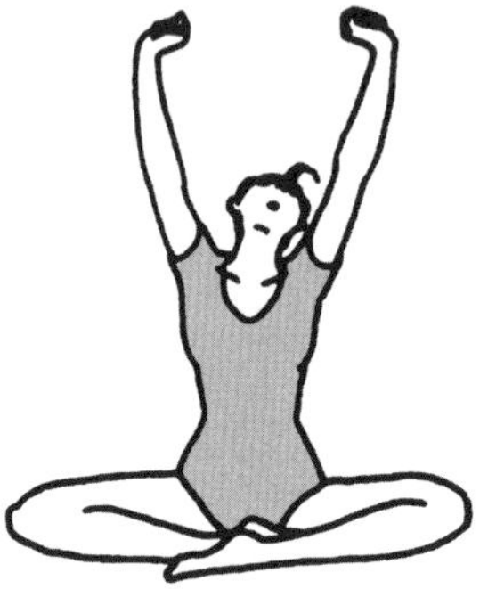

②儘量向上高舉，頭部向左右
回轉3～5次。

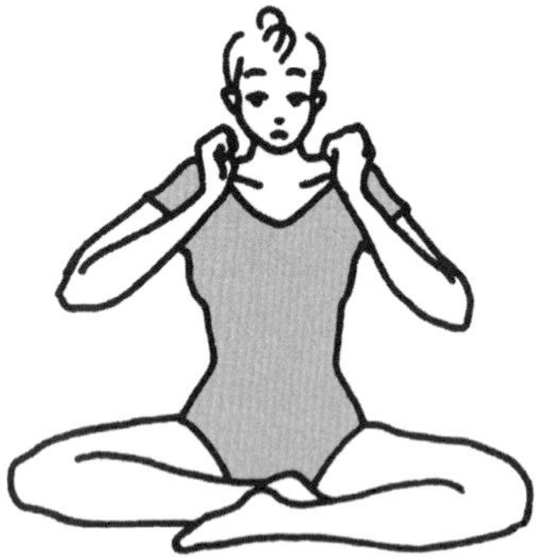

③手肘用力。

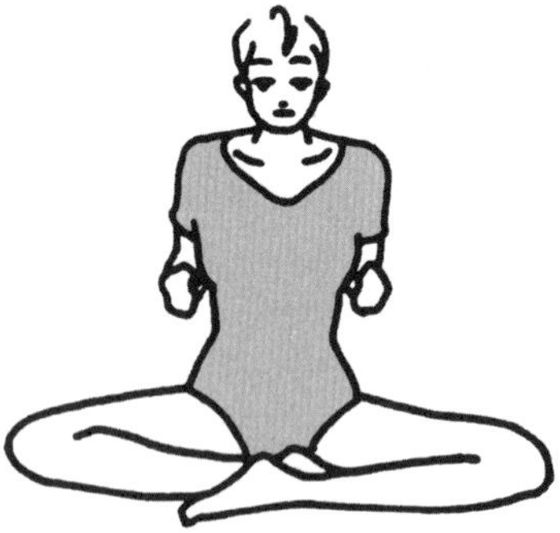

④手肘向後拉。

不老的坐功 16

身體向左右傾倒。

【恢復年輕的效果】適合腎臟衰弱和腎臟疾病的人。

【治療疾病的效果】發燒性感冒、風濕症、肺炎、化膿性胸膜炎、支氣管擴張症、瘀血性心機能不全症、慢性腎炎、肝炎、肝硬化、黏液水腫、夜尿症、胃擴張。

(1)盤坐。慢慢呼吸，統一意識。（圖16—①）

(2)兩手張開，貼在耳朵。（圖16—②）

(3)向左慢慢的大幅度彎曲，從口吐氣。（圖16—③）

(4)面向正面。

(5)向右慢慢的大幅度彎曲，從口吐氣。（圖16—④）

(6)左右重複三次～五次。

不老的坐功16

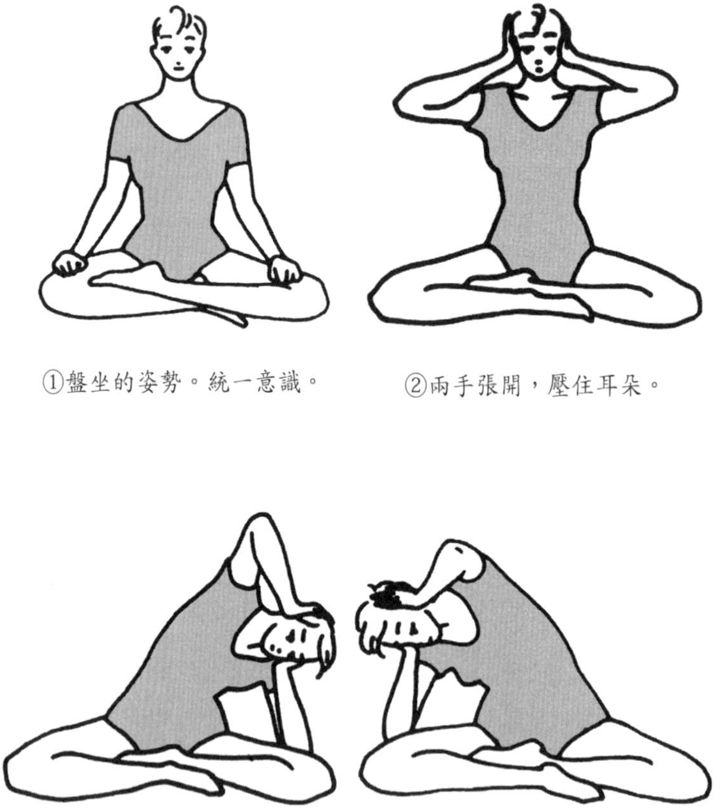

①盤坐的姿勢。統一意識。

②兩手張開，壓住耳朵。

③向左慢慢的儘量彎曲。

④向右慢慢的儘量彎曲。
左右重複3～5次。

不老的坐功 17

兩手伸直，頭部回轉。

【恢復年輕的效果】消除肩痛和頸部僵硬。去除上半身的邪氣。

【治療疾病的效果】發燒性感冒、風濕症、中耳炎、偏頭痛、痔瘡、惡寒、僵直性背椎關節炎、背椎游走症、側頭動脈炎、緊張性頭痛、副鼻腔發炎性頭痛、鼻出血、急性淚囊炎、角膜潰瘍。

(1)正坐的姿勢，統一意識。（圖17－①）

(2)兩手掌張開向左右伸直，往上伸直。手背朝下，從口吐氣。（圖17－②③）

(3)同時彈起來似的直立。（圖17－④）

(4)保持這個姿勢，頭回轉三次～五次，最後從口吐氣。（圖17－⑤）

(5)以上的動作重複三次～五次。

不老的坐功17

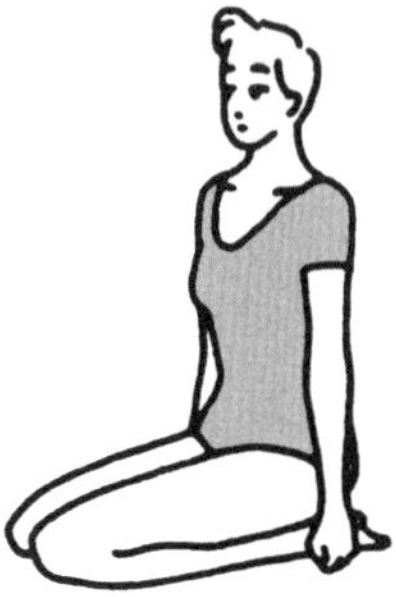

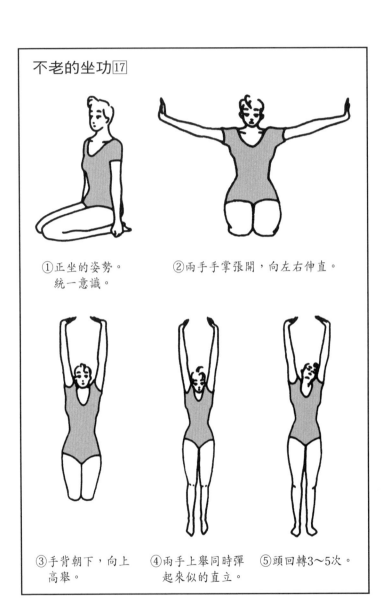

①正坐的姿勢。
統一意識。

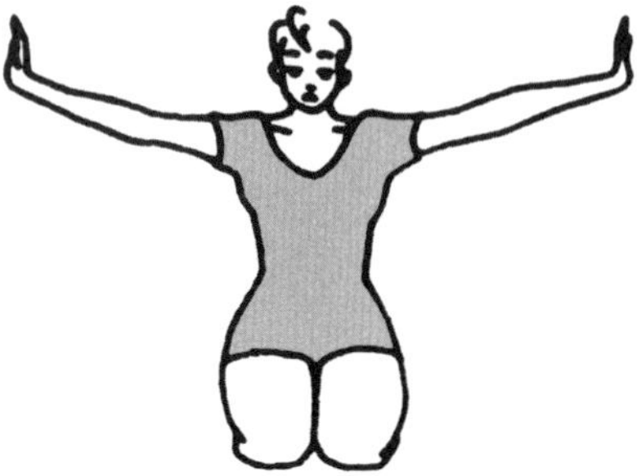

②兩手手掌張開，向左右伸直。

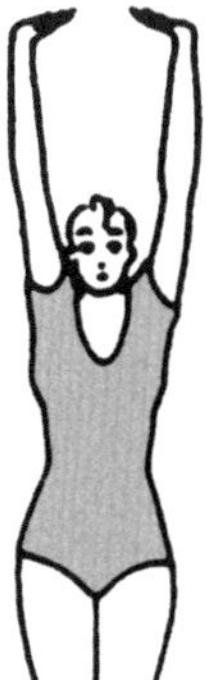

③手背朝下，向上高舉。

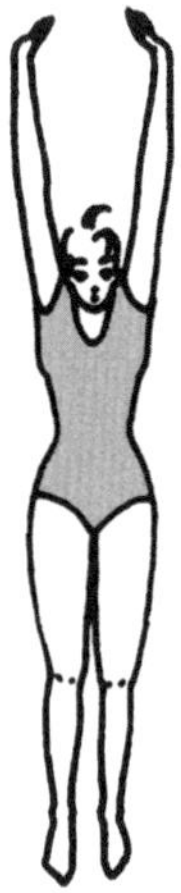

④兩手上舉同時彈起來似的直立。

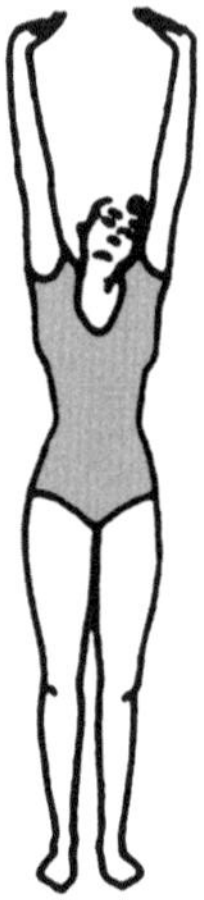

⑤頭回轉3～5次。

不老的坐功 18

手勾住腳底，雙手輪流拉近。

【恢復年輕的效果】消除腰痛、膝蓋和腳的疼痛和痲痺。

【治療疾病的效果】皮膚炎、重症肌無力症、神經痛、風濕症、前列腺炎、淋病、膀胱炎、膀胱結石、胰臟炎、肝炎、胃潰瘍。

(1)端坐。慢慢呼吸，統一意識。（圖18－①）

(2)兩腳併攏，伸向前方。（圖18－②）

(3)從口吐氣，兩手從膝蓋慢慢移動到腳底。以攀登高處的心情，手掌貼在腳部移動。（圖18－③④）

(4)手掌到達腳底，勾住右腳底，拉向胸前，從口吐氣。用力拉到腳跟碰到股關節。（圖18－⑤⑥⑦）

(5)保持原來的姿勢，接著左手勾住左腳底，用力拉到腳跟碰到股關節。

(6)以上重複五次～七次。

不老的坐功⑱

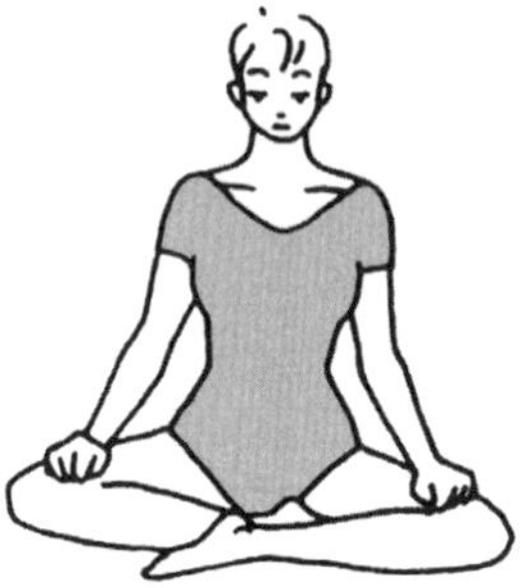

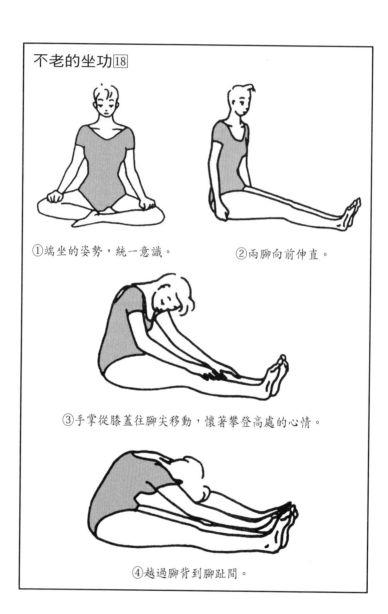

①端坐的姿勢，統一意識。

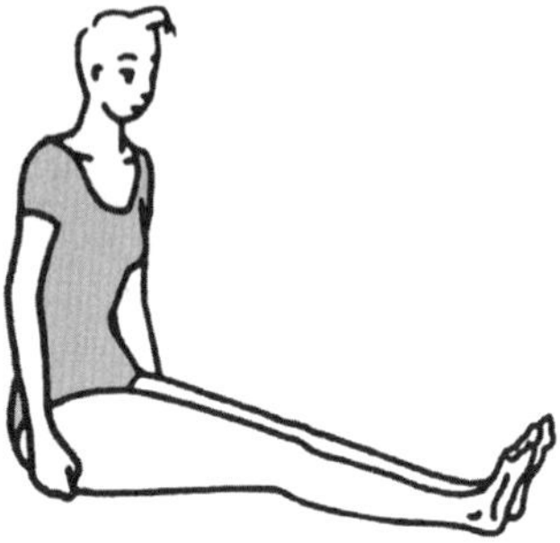

②兩腳向前伸直。

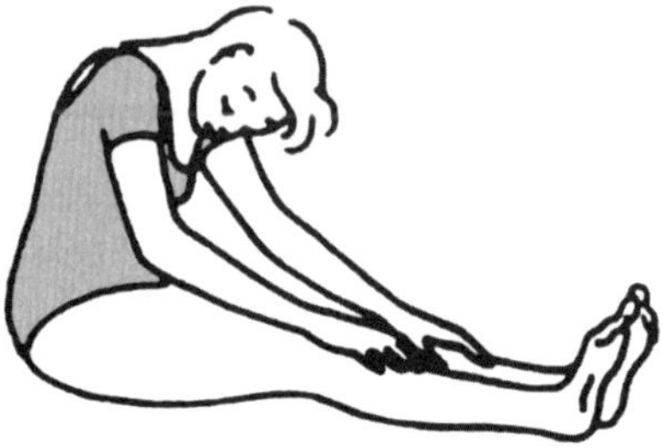

③手掌從膝蓋往腳尖移動，懷著攀登高處的心情。

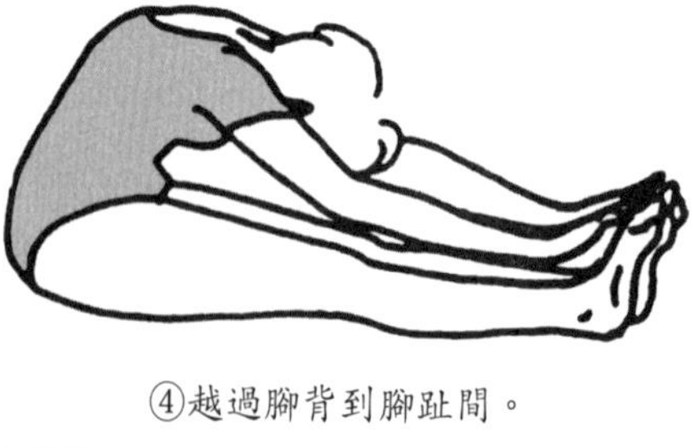

④越過腳背到腳趾間。

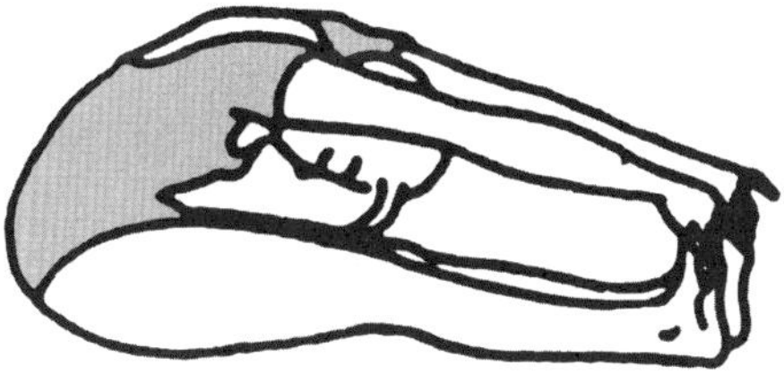

⑤手伸直到達腳底。

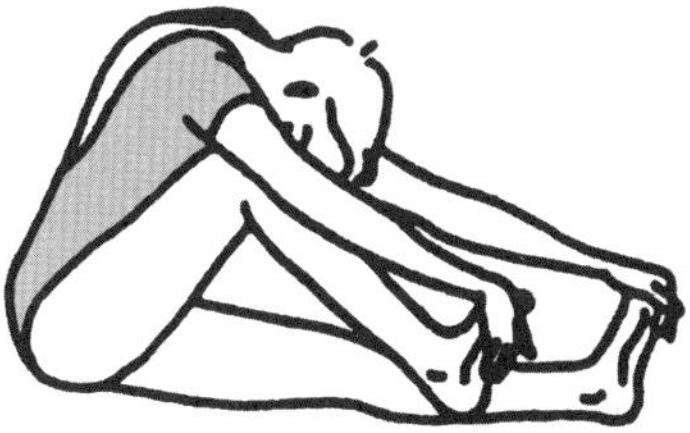

⑥右手勾住右腳底，拉向胸前。

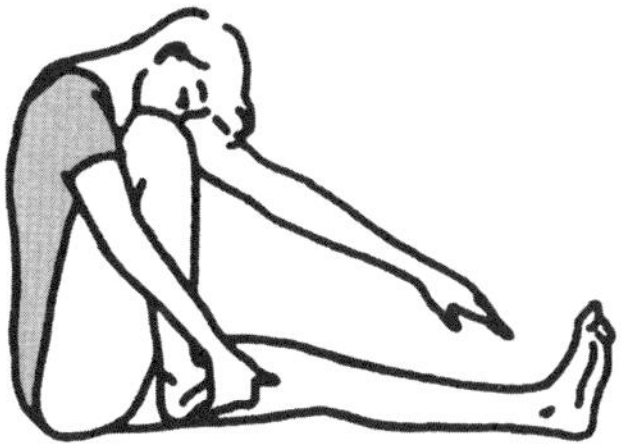

⑦用力拉到腳跟碰到股關節。

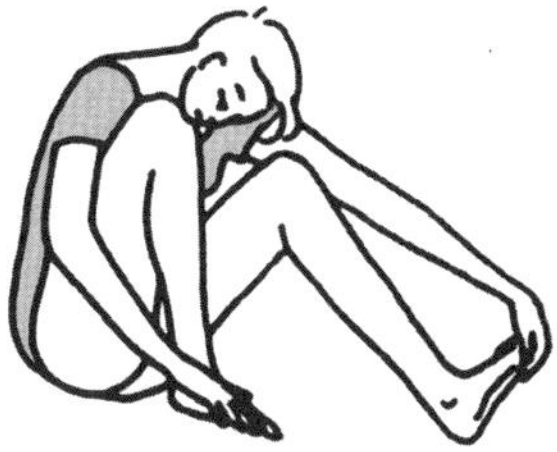

⑧再拉左腳，右腳保持豎起的姿勢。

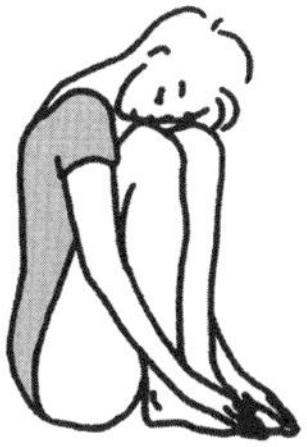

⑨兩腳腳跟碰到股關節。額頭貼住膝蓋。

不老的坐功 19

手肘輪流收回，仰視兩手手掌。

【恢復年輕的效果】清除積存在肩和背部分的邪氣。

【治療疾病的效果】肋間神經痛、胸膜炎、肺結核、急性腰痛（閃腰）、腰椎分離症、椎間盤疝氣、僵直性背椎關節炎、骨瘍、偏頭痛、急性胃炎、中耳炎、癲癱。

(1)端坐。慢慢呼吸，統一意識。（圖19－①）

(2)右手掌張開，用力壓住右膝蓋。左手握拳。（圖19－②）

(3)左手依然握拳，手肘彎曲，用力向後拉，從口吐氣。（圖19－③）

(4)再次端坐的姿勢。

(5)左手掌張開，用力壓住左膝蓋。右手握拳。

(6)同時右手保持握拳，手肘彎曲，用力向後拉，從口吐氣。

(7)以上重複三次～五次。

不老的坐功⑲

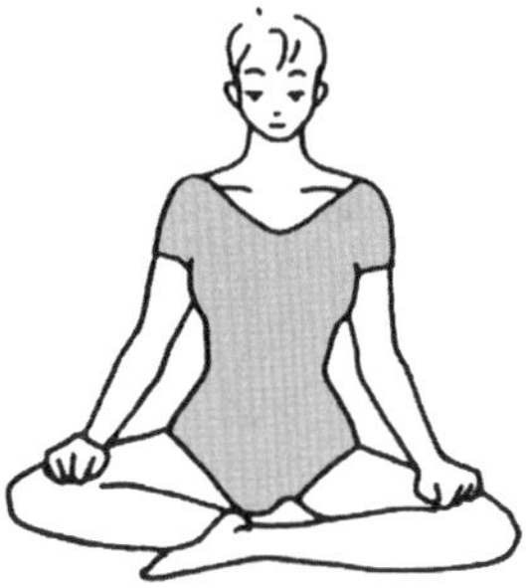

①端坐的姿勢。統一意識。

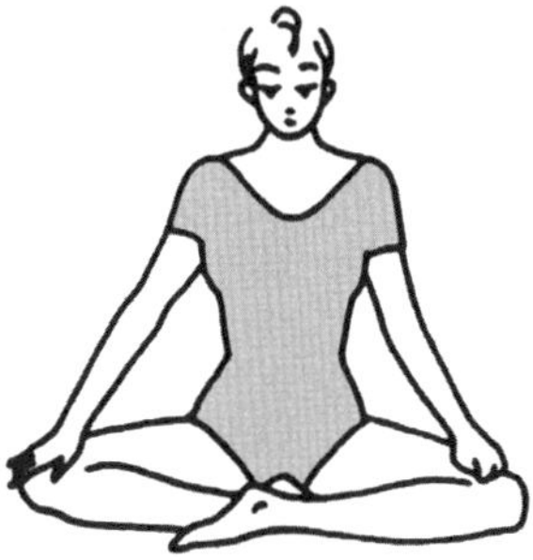

②左手握拳，右手掌張開。右手掌用力壓右膝蓋。

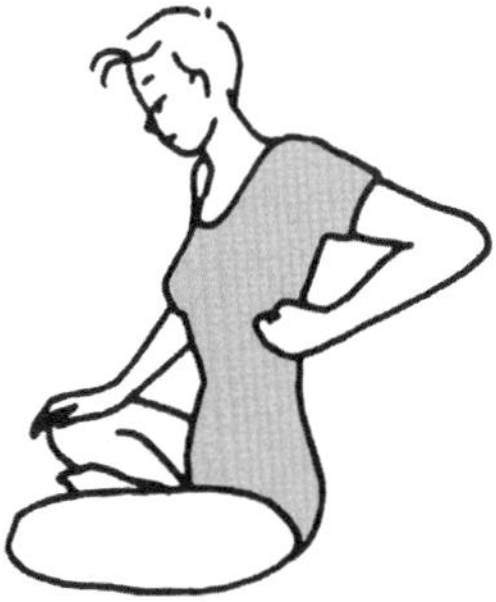

③同時左手肘用力向後拉。

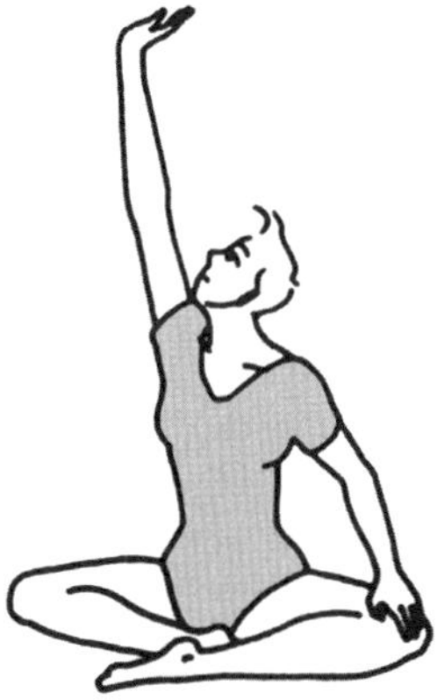

④恢復端坐的姿勢，右手向上高舉，睜眼注視，手背朝下。

(8)恢復原來的姿勢。
(9)兩手手掌張開，放在膝蓋上。
(10)右手向上高舉，睜眼注視，從口吐氣，手背朝下。（圖19—④）
(11)左右交換(9)(10)的同樣動作。交替重複三次～五次。

不老的坐功20

手肘彎曲，兩手輪流向後拉。

【恢復年輕的效果】消除從肩部到後背頑固的僵硬。

【治療疾病的效果】風濕症、骨關節症、感冒、關節風濕症、流行感冒、子宮肌瘤、卵巢囊腫瘤、便秘症、夜尿症、睪丸腫瘍、陰囊水腫、鼠蹊疝氣、腳痛風、肺炎、支氣管炎、胸膜炎、支氣管哮喘。

(1)端坐。慢慢呼吸，統一意識。（圖20—①）
(2)右手掌張開，用力壓右膝蓋。（圖20—②）
(3)左手張開，手肘彎曲，用力向後拉，同時拇指在內握緊。（圖20—③）

不老的坐功⑳

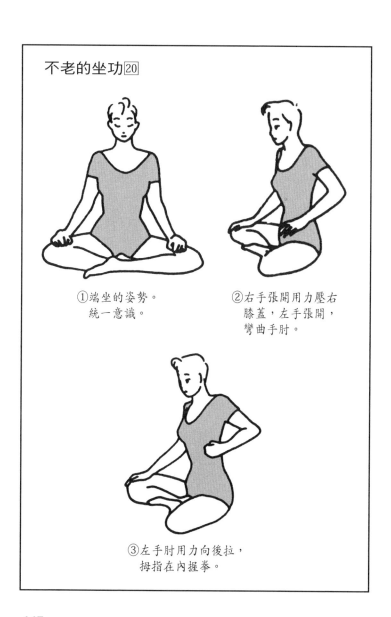

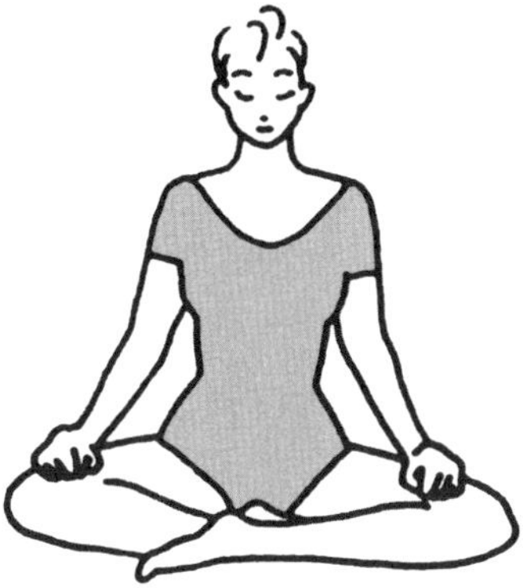

①端坐的姿勢。
統一意識。

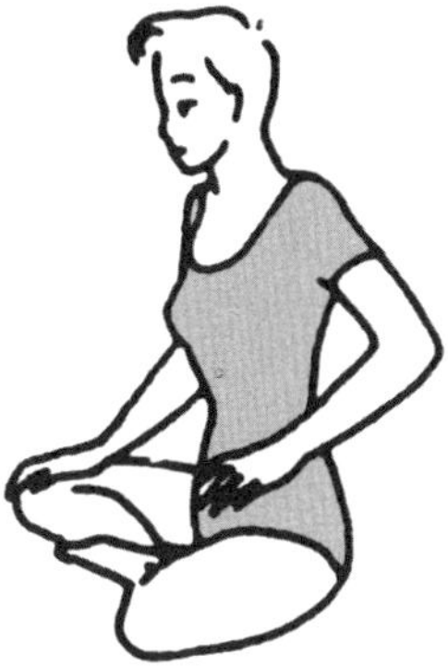

②右手張開用力壓右膝蓋，左手張開，彎曲手肘。

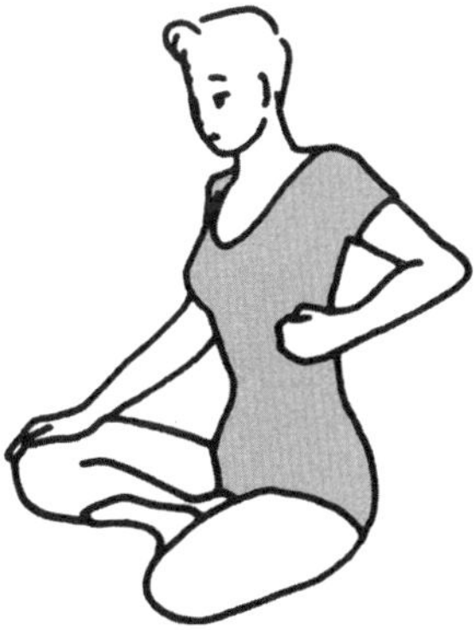

③左手肘用力向後拉，拇指在內握拳。

(4)恢復原來的姿勢，從口吐氣。
(5)左手張開，用力壓左膝蓋。
(6)同時右手張開，手肘彎曲，用力向後拉，拇指在內握緊。恢復原來的姿勢，從口吐氣。
(7)左右交換重複三次～五次。

不老的坐功 21

手向上伸直，腳慢慢踏地。

【恢復年輕的效果】消除手腳的關節痛和腋下疼痛。使腹部暖和，解除頑固的便秘。

【治療疾病的效果】動脈硬化、血栓性靜脈炎、痛風、關節風濕症、變形關節症、肢端紅痛症、咽頭炎、扁桃炎、流行性肝炎、血清肝炎、肝硬化、肝癌、膽結石、慢性胃炎、慢性便秘症、慢性胰臟癌、腸炎、胃癌、肺結核、肺癌、肺梗塞、夜盲症、神經痛、恐懼症。

不老的坐功21

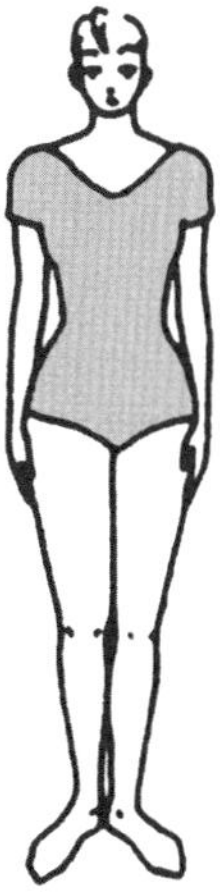

①直立的姿勢，
統一意識。

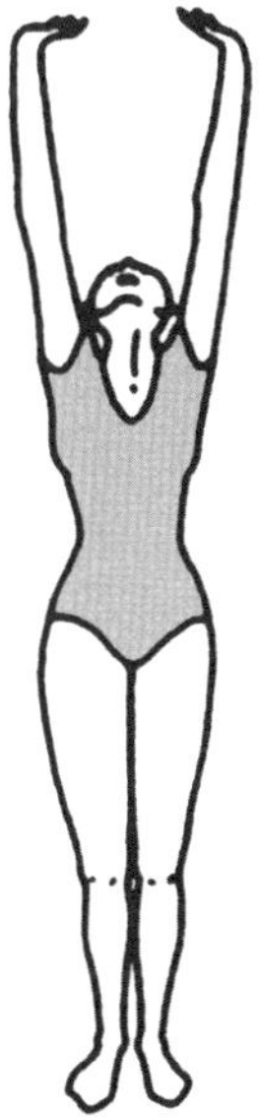

②兩手向上高舉，
注視手背。

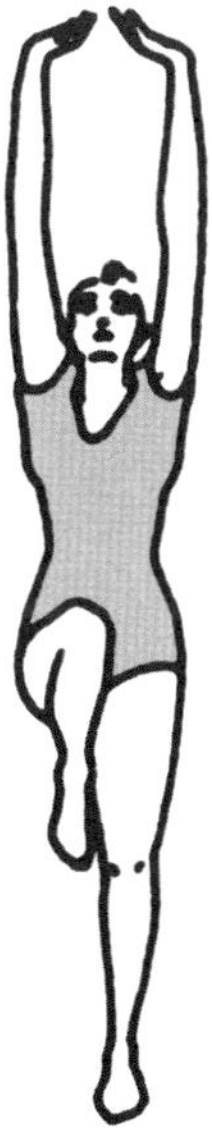

③右腳用力慢慢的踏地。

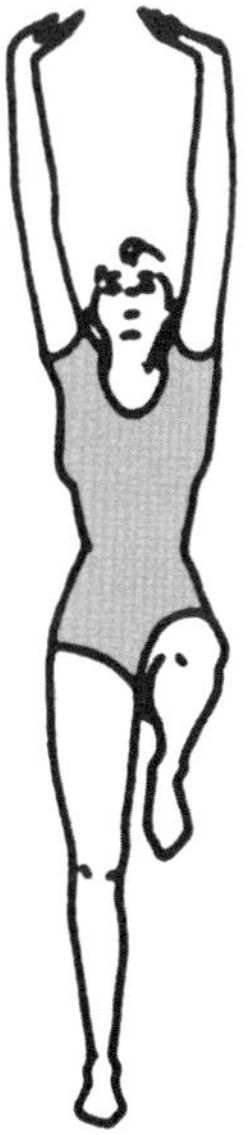

④左腳用力慢慢
的踏地。

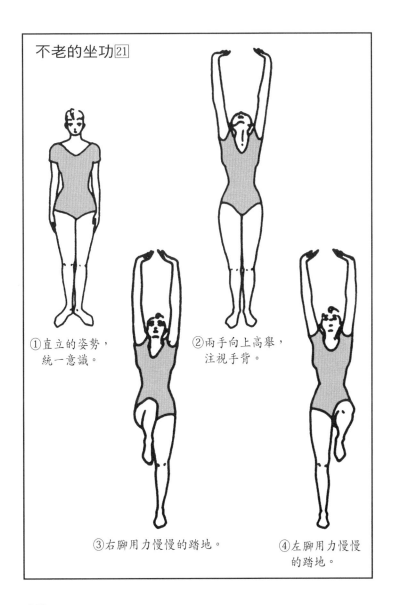

⑴直立的姿勢，慢慢呼吸，統一意識。（圖21－①）
⑵兩手支撐重石般向上高舉。（圖21－②）
⑶臉仰起注視手背，從口吐氣。（圖21－②）
⑷保持這個姿勢，照左右的順序雙腳慢慢踏地。（圖21－③④）
⑸踏地五次～七次，恢復⑴的姿勢。

不老的坐功 22

手背壓膝蓋。

【恢復年輕的效果】消除膝蓋和下腿的疼痛和麻痺。

【治療疾病的效果】神經痛、風濕症、動脈硬化、惡性貧血、嗜睡症、便秘、胃潰瘍、十二指腸潰瘍、急性胰臟炎、糖尿病、結核性關節炎、柏塞杜氏病、淋巴腺炎、甲狀腺腫、帶狀疱疹、下痢、腸炎。

⑴盤坐。慢慢呼吸，統一意識（圖22－①）
⑵兩腳向前伸直，併攏。（圖22－②）

不老的坐功22

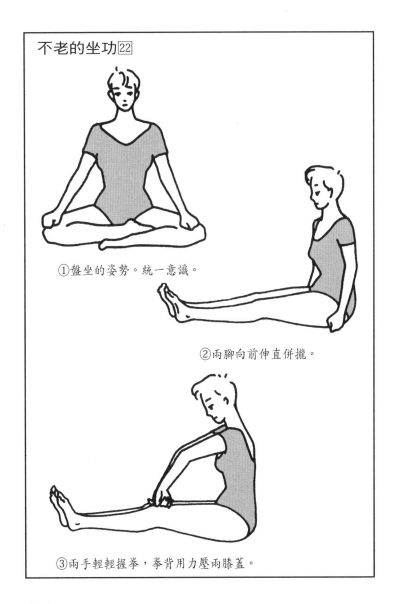

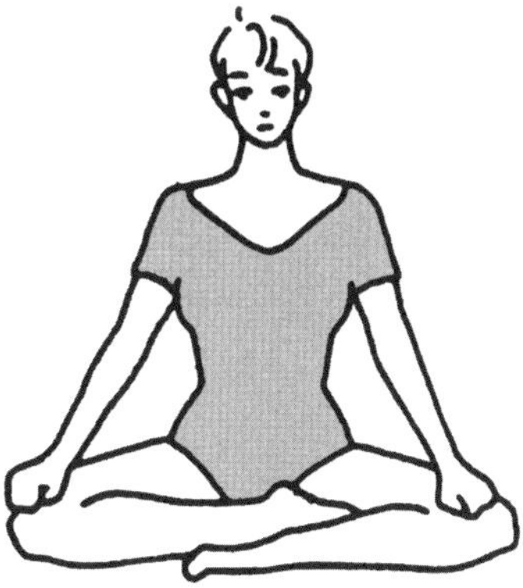

①盤坐的姿勢。統一意識。

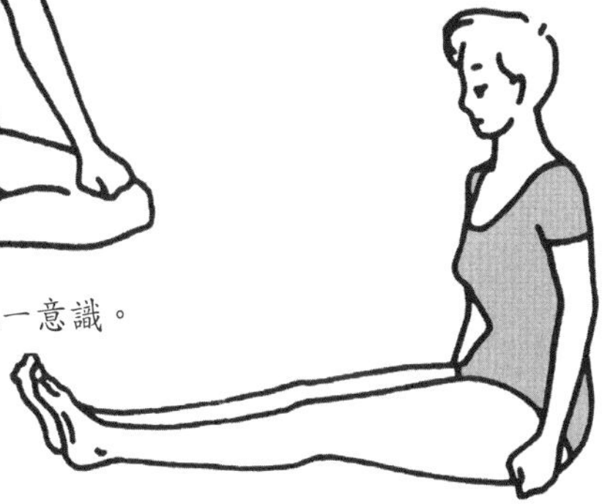

②兩腳向前伸直併攏。

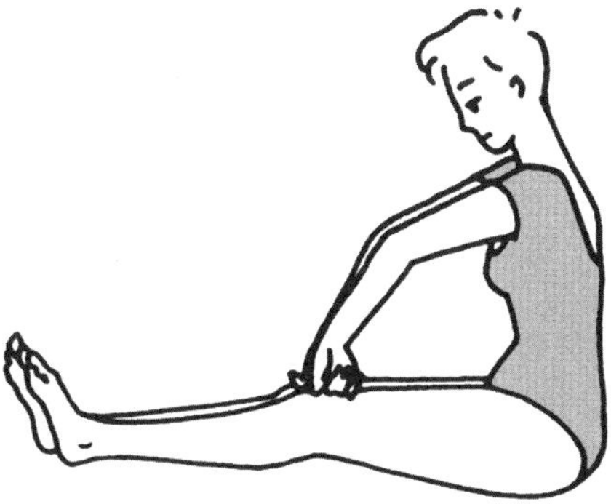

③兩手輕輕握拳，拳背用力壓兩膝蓋。

(3)兩手的拇指在內輕輕握拳，拳背用力壓兩膝蓋，從口吐氣。重複三次～五次。（圖22－③）

不老的坐功 23

壓腳底，手上舉，仰視。

【恢復年輕的效果】消除頸肌到肩膀的僵硬及積存在肋骨和腋下的邪氣。

【治療疾病的效果】胃炎、胃潰瘍、十二指腸潰瘍、闌尾炎、胰臟炎、急性肝炎、心膜炎、狹心症、心肌梗塞、肝癌、肝硬化。

(1)端坐。統一意識。（圖23－①）

(2)右手掌用力壓右腳底。（圖23－①）

(3)同時左手張開，像支撐重石般向上高舉。

(4)仰視手背，從口吐氣。（圖23－②）

(5)保持舉手壓腳的姿勢，頸部彎曲，頭向前傾倒，下顎碰胸，從口吐氣。（圖23－③）

不老的坐功㉓

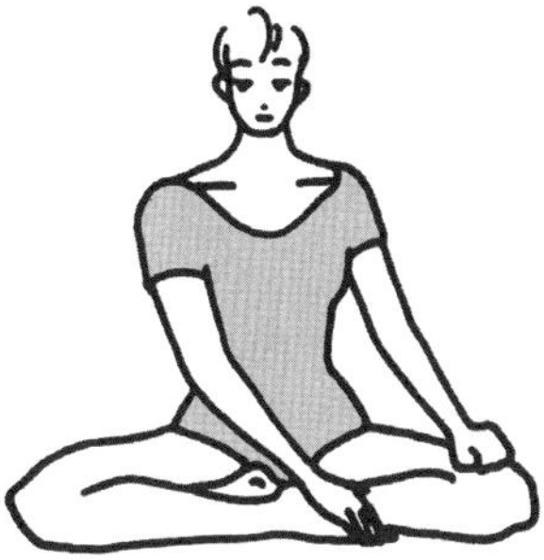

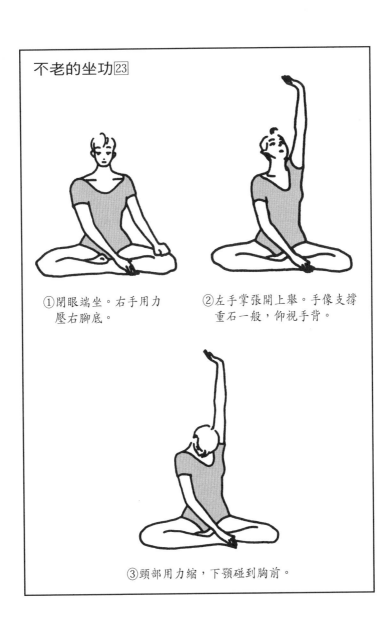

①閉眼端坐。右手用力壓右腳底。

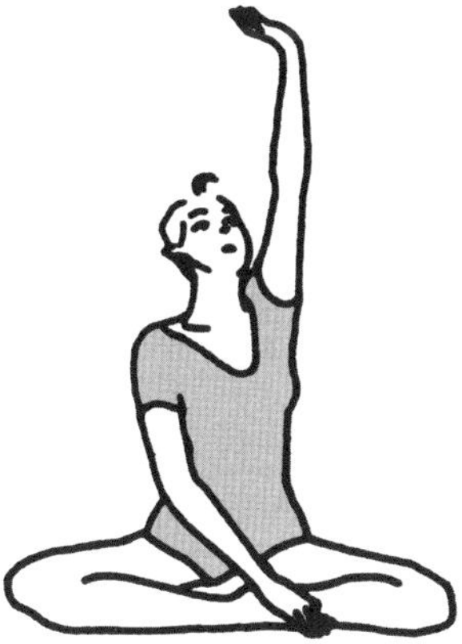

②左手掌張開上舉。手像支撐重石一般，仰視手背。

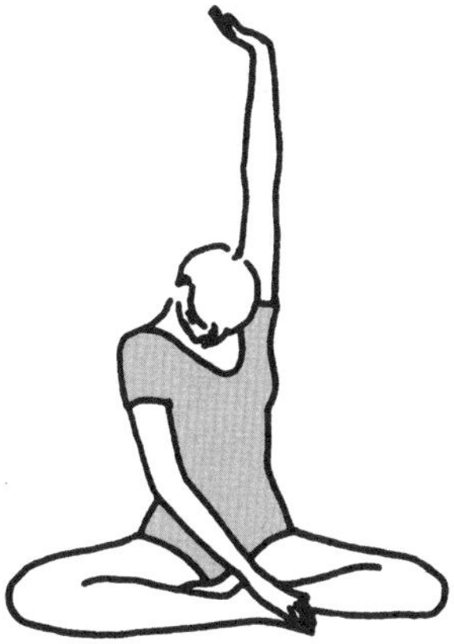

③頸部用力縮，下顎碰到胸前。

(6)把端坐的腳交換，左右交替。
(7)左右重複三次～五次。

不老的坐功 24

身體後仰，手臂和腳尖支撐身體，腳一隻換一隻向前伸直。

【恢復年輕的效果】適合內臟不良的人。

【治療疾病的效果】舌炎、猩紅熱、失眠症、神經痛、風濕症、穿孔性腹膜炎、腸閉塞、肝硬化、慢性胃炎、消化不良、胃擴張。

(1)跪坐。姿勢安定。意識統一。（圖24－①）
(2)兩手手掌在後撐地，兩膝上浮。（圖24－②）
(3)突然右腳向前伸出，右腳完全伸直，左膝貼地，從口吐氣。（圖24－③）
(4)右腳跟和貼地的兩手支撐整個身體。（圖24－④）
(5)收回右腳，左腳突然向前伸出，左腳完全伸直。右膝貼地，從口吐氣。這時，用左腳跟和貼地的兩手支撐整個身體。

不老的坐功㉔

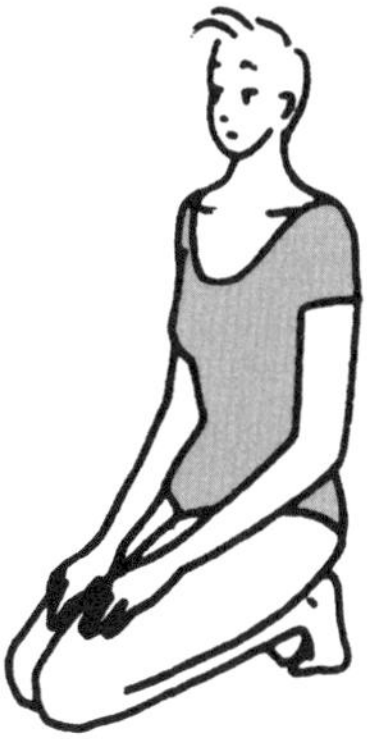

①跪坐的姿勢。姿勢安定，統一意識。

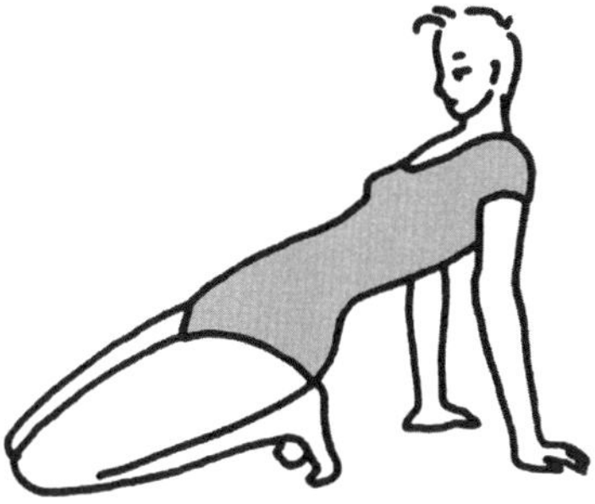

②手掌在後撐地，兩膝上浮。

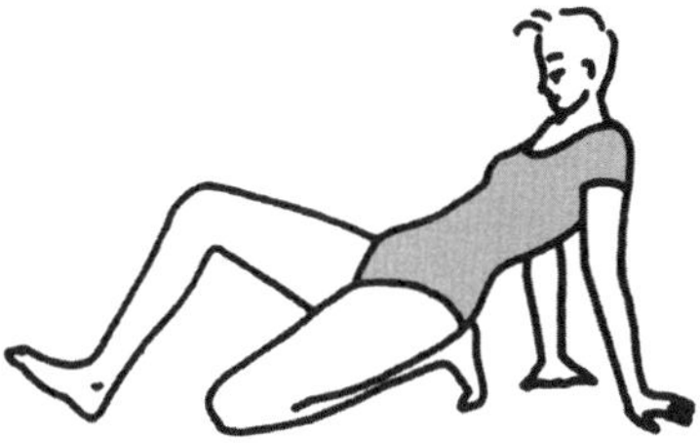

③右腳突然向前伸出。

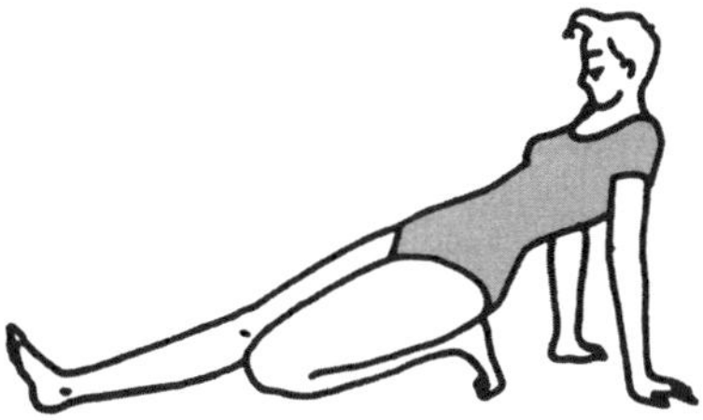

④完全伸直，左膝貼地，右腳跟和兩手用力支撐整個身體。

和其他行法組合的方法

以上是預防老化的二十四坐功，二十四種行法構成一個系統，但每種行法和其他導引術的行法同樣的具有獨特的功能。

以功能和目的為主，個個都能獨立施行，和前面介紹的其他導引術相同，對身體各部位老化的治療＝恢復年輕和治療疾病，都能發揮極大的效果。最好能從二十四坐功之中，選出最適合自己的行法。

以下說明選擇的方法。

每一種坐功都指出了恢復年輕的效果和治療疾病的效果。以此為標準，選出和自己身體失調相關的幾種行法，確實去做。其中使你感到舒服的坐功，就是最適合你身體狀態的行法。

你覺得舒服，是由於你身上氣血流動衰弱的部位已經輸送新鮮氣血。用這種方式可以發現最適合的坐功來組合「治療老化的導引術」所介紹的行法，確實遵行，恢復年輕或治療疾病的效果一定更大。

譬如：受腰部老化、腰痛苦惱的人，要集中的做最初腰的行法1（四十四頁）先消除腰痛。然後每天至少做一次腰的行法1與2。

這時，如果想讓腰部恢復年輕，可以把前面介紹的坐功1、9、10、18，按照順序一一去做。這些行法對腰部都很有效。

然後，從中選擇最舒服的行法，和前面腰的行法1、2組合，每天至少做一次，腰部恢復年輕的效果很大。

諸如此類，預防老化的坐功和其他導引術組合會產生各種情形。

例如：可以選擇坐功和腰的行法1組合，只組合2也可以。另外，選擇二～三種坐功也無妨，甚至只組合幾種坐功都無所謂。

導引術是「事實證明一切」，只要去做，馬上收效，所以，很容易了解選擇那一種較為理想。然而不必做太多種行法，治療特殊部位的失調，一個部位最多做三種行法就夠了。

第四章

強化內臟的導引術

——長壽的秘術

❶ 導引醫學與「老化」

人能活到一百二十歲

根據二〇一二年的統計，國人已進入人生八十歲的時代。平均壽命男性七十六歲，女性八十三歲，已經邁入長壽國家之林。

一八九〇年前，平均壽命男性三十六歲，女性三十八歲。一百多年之間，壽命延長兩倍以上，真值得慶幸。

導引醫學不只考慮人壽延長，站在導引醫學的立場，非但重視壽命延長的問題，更重視內容。也就是生在世間，以身心健康，每天充分享受生活的樂趣為前提。即使長壽，若長年纏綿病榻，為病痛所苦，活動不自由，不能充分享受樂趣也沒有意義。

縱使年紀大，身體也不能失調，萬一有這種情況，就要立刻治療，治療之道便是導引術。導引術可以防止不必要的提早老化，使人類全壽而終。

人本來的壽命應該有多長呢？其他的哺乳動物壽命通常是成長期的五倍～六倍。人的成長期是二十年，人類的壽命應該是一百歲～一百二十歲。

實行導引術並不是說活到壽命終了為止，完全不會有活力衰退的情形。事實上，年過五十，內臟開始慢慢衰弱。

想在壽命耗盡之前維持健康，享受每天的生活樂趣，就必須施行對抗內臟衰弱的行法。

導引醫學對年齡引起的身體變化看法如何呢？談到導引醫學的健康，集知識與技術之大成的聖典《遵生八牋》陳述如下：

十歲決定內臟的位置。

二十歲開始血氣旺盛。

三十歲內臟安定。

過了四十歲內臟安定，經絡的機能雖然還未衰弱，但血行開始衰退。

五十歲肝臟開始衰退。

六十歲心臟開始衰弱。
七十歲脾臟功能喪失。
八十歲肺衰弱。
九十歲腎臟衰弱。
一百歲所有內臟功能喪失，身體所有的能量消滅。

過了四十歲活力開始衰退，這是機能的問題。五十歲內臟衰弱。也就是開始真正老化。因此之故，四十歲前身體沒有特別的失調，可以用不老的行法繼續維持健康，年過五十，必須針對各階段加上六字訣來實行。

如何對抗內臟的老化

所謂六字訣是口中發出噓（ㄒㄩ）、呵（ㄏㄜ）、呼（ㄏㄨ）、呬（ㄙㄧ）、吹（ㄔㄨㄟ）、嘻（ㄒㄧ）等六個字字音的行法。年過五十，相對於年齡的內臟開始衰弱，只要依照順序做行法就夠了。

具體的說，五十做噓的行法、六十做呵的行法、七十做呼的行法、八十做呬的行法、九十做吹的行法、超過一百歲做嘻的行法，每天做一次。

六字訣的行法，也可以各自獨立為內臟的行法，分別施行也很有效。

譬如：肝臟不好的人，雖然還未五十，只要做噓的行法，也能夠治療肝臟的疾病。不過這種行法極為強烈，必須注意是以治病為目的，不要做得過多，只要身體情況好轉便要停止。

六字訣的最後行法調整三焦嘻的行法在此稍微說明，因為它和其他行法不同，它不是對特定的內臟發生作用的行法。

人從雙親繼承了稱為生命力（精）的能量而出生。從外界吸取天之氣，也就是能量，從食物攝取地之氣，這也是能量。

所謂三焦意指三種能量，也正是以上三種能量。

精盡表示人的壽命終了。過了一百歲，精力衰退，為了確保生命，必須調整其他兩種能量。嘻的行法就是專為這種目的的行法。

事實上，超過一百歲的人除了做這個行法，同時還要做辟穀法。所謂辟穀法是導引醫學中斷食的行法。

❷ 六字訣的行法

行六字訣的要領

這種行法是以站立的姿勢呼吸，讓氣在體內的經絡循環。所謂讓氣循環是將意識放在特定的部位，再將意識移到必要的部位。

在習慣之前，不容易依照自己意識使氣循環。這種情形，一面身體遵照指定運動，一面慢慢的吸氣、吐出，再三重複就可以了。

吸氣之後，讓氣循環。在最後的經穴處，一邊吐氣，一邊發出六字的聲音。嘻的行法發出「ㄒㄧ聲」。

習慣以前，心裏要忘記循環的氣以及在何處發聲等雜念，做到無意識的施行。記掛這些事，無法專心做行法。不論任何情況，都要舒服的做才有效。

讓氣循環時，不要太掛心，大致照這個要領去做。

談到氣的循環順序雖然有詳細的說明，起初只要正確記得各種行法氣的起點和終點便夠了。以後就以手臂內側和大腿外側的大略感覺來施行。不間斷的施行可以領悟其中之妙。

增強肝臟噓的行法（六字訣1）

雙腳張開如肩膀的寬度，兩腳稍微用力，直立站好。兩手自然垂在身體兩側（基本姿勢）。（圖1－①）

兩手重疊在肚臍前。男性右手在上，女性左手在上。

雙手重疊也就是手掌的勞宮穴（手掌凹下處）重疊，將魚際穴（拇指丘）貼在肚臍上（圖1－②）壓著丹田（肚臍內三寸深處）閉口，輕輕而緩慢的從鼻吸氣，讓氣在肝經和肺經循環，最後氣到達少商穴（拇指的指腹前端），從口發出噓聲，從口吐氣，用勞宮穴壓肚臍。呼吸痛苦之前靜靜從鼻吸氣。

以上重複六次。

【發出噓聲的方法】口向前用力嘟起，舌上浮發出「ㄒㄩ」的音。這時嘴往

增強肝臟噓的行法（六字訣[1]）

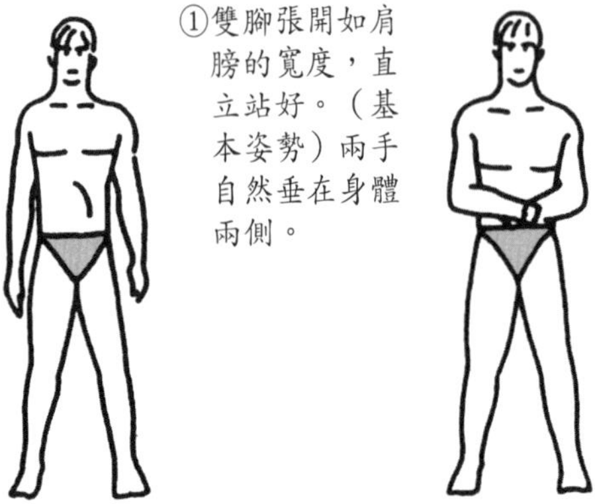
②兩手重疊在肚臍前，壓住丹田，從鼻吸氣，讓氣循環，氣到達少商穴，從口發出噓聲，從口吐氣，壓肚臍。

側面拉，氣從槽牙間、舌兩邊的空隙中呼出體外。

【氣循環的順序】從肝經上升＝從太敦穴（腳的第一趾靠近第二趾側）開始↓在腳的內側上升（膝關穴↓陰包穴↓陰廉穴）↓陰部↓小腹↓章門穴↓期門穴↓肺↓喉嚨↓額↓再到百會（頭頂）。

從肺經下降＝中府穴（肩膀根部）開始↓經手臂內側（雲門穴↓俠白穴↓尺澤穴↓孔最穴↓太淵穴↓魚際穴）↓注入少商穴（拇指的指腹前端）。

【有效的症狀】由肝癪、肝虛、肝肥大等引起的食慾不振、消化不良、眼睛疲勞、目眩。

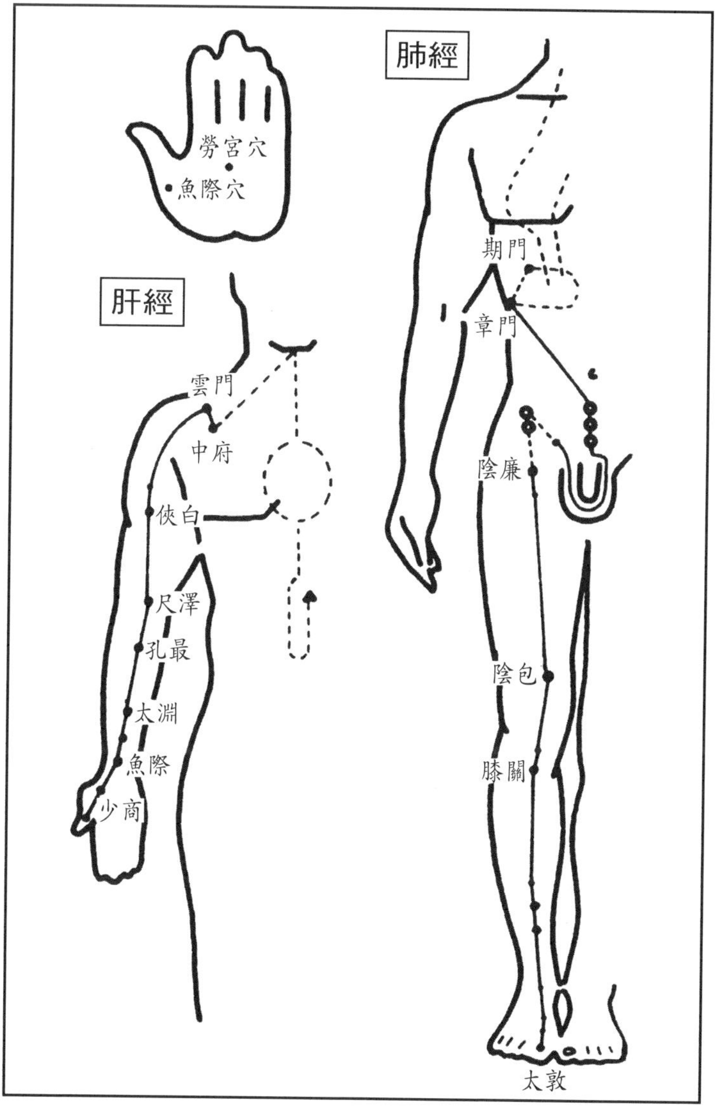
肺經
勞宮穴
魚際穴
肝經
雲門
中府
俠白
尺澤
孔最
太淵
魚際
少商
期門
章門
陰廉
陰包
膝關
太敦

增強心臟呵的行法（六字訣2）

基本姿勢站立。從鼻吸氣，兩臂從橫側舉到水平的位置。放鬆肩膀，手肘落下，手掌朝下（圖2－①）。閉口，從鼻慢慢吸氣，保持這個姿勢，將手掌反過來向上（圖2－②），再把手反過來移到胸前，雙手的指尖接觸（手掌朝下）（圖2－③）緩慢的兩手降到肚臍處（圖2－④）。其間，氣在脾經和心經循環，等氣到達少衝穴，一邊吐氣，一邊發出呵聲，手自然下降，恢復原來的姿勢（基本姿勢）。

以上重複六次。

【發出呵聲的方法】舌體上拱，舌邊輕貼上槽牙，氣從舌與齶部之間緩緩呼出體外。

【氣循環的順序】從脾經上升＝從隱白穴（腳第一趾的中心）開始↓經腳的內側（太白穴↓商丘穴↓三陰交穴↓地機穴↓陰陵泉穴↓血海穴）↓通過衝門穴（鼠蹊部）↓在腹部上升（腹結穴↓大橫穴）↓到達胸部（天谿穴）。從心經下

增強心臟呵的行法（六字訣2）

①以基本姿勢站立，從鼻吸氣，兩臂從橫側舉到水平的位置。放鬆肩膀，手肘落下，手掌朝下。
②從鼻吸氣，手掌改為向上。
③手掌反過來朝下，移到胸前，雙手指尖接觸。
④緩慢的將兩手降到肚臍處，讓氣循環，期間，等氣到達少衝穴，一邊吐氣，一邊發出呵聲。

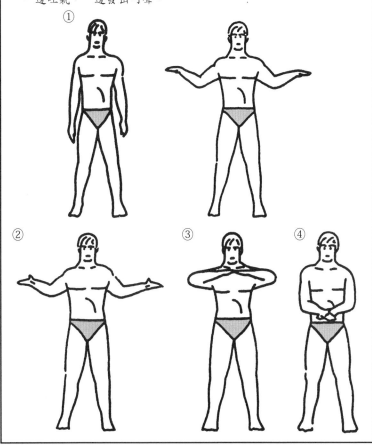

①

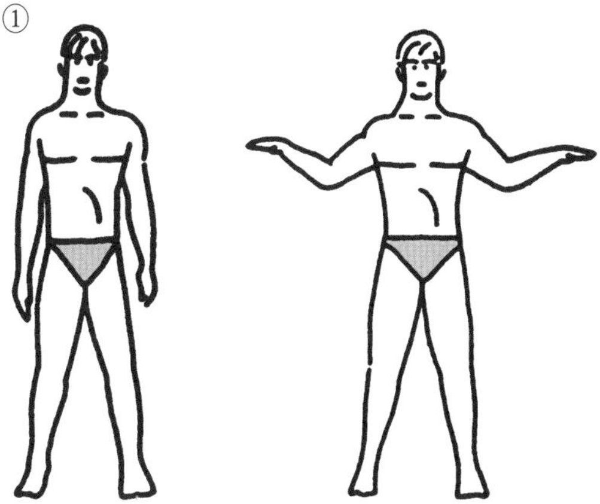

②

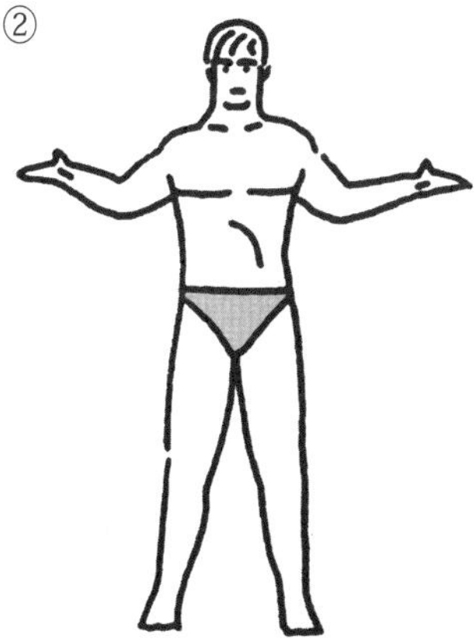

③

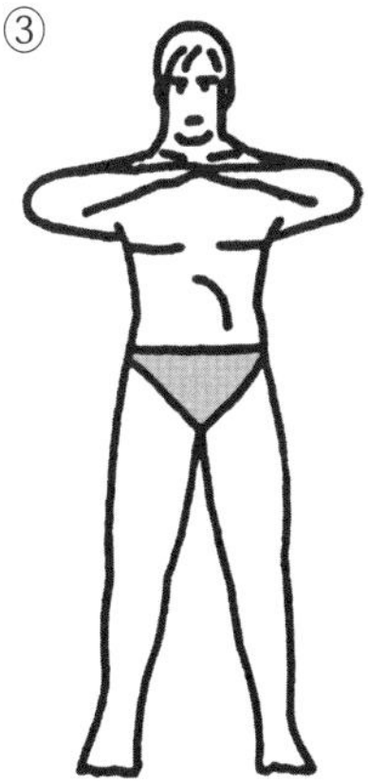

④

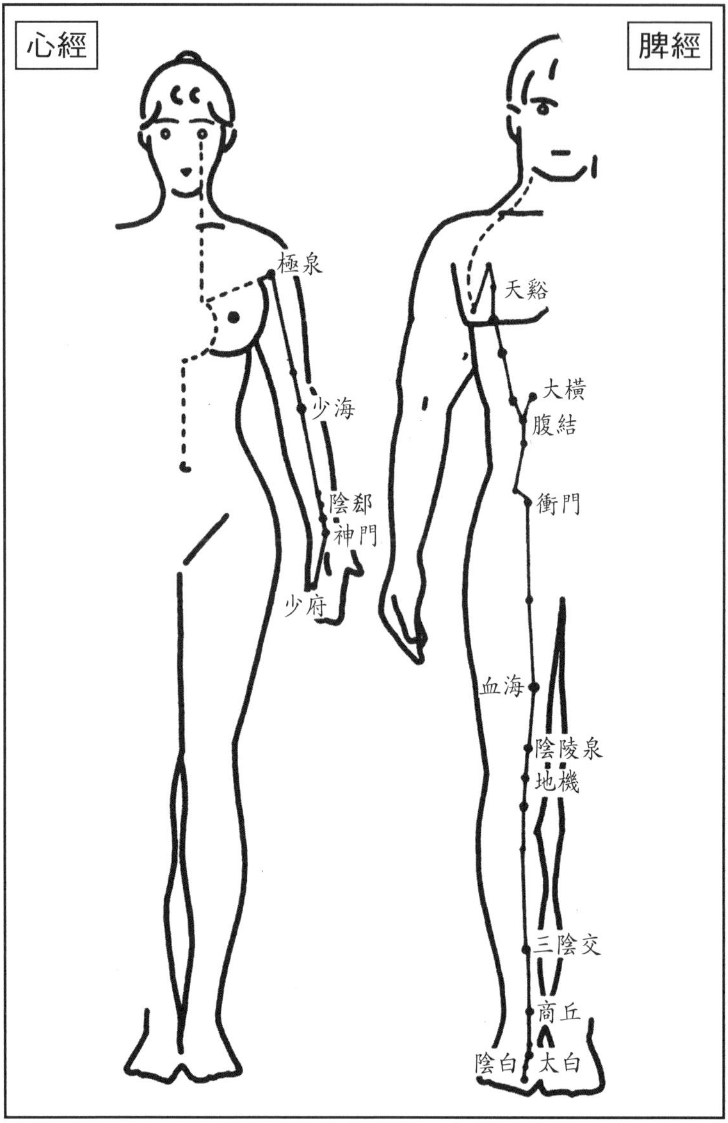
心經
極泉
少海
陰郄
神門
少府
脾經
天谿
大橫
腹結
衝門
血海
陰陵泉
地機
三陰交
商丘
陰白
太白

降＝從極泉穴（腋下）開始，經手臂內側（少海穴→陰郄穴→神門穴→少府穴）→注入少衝穴（小指的指腹前端）。

【有效的症狀】心悸、胸腹部劇痛、失眠、健忘、多汗、舌糜爛、舌僵硬。

增強脾臟呼的行法（六字訣③）

以基本姿勢站立，閉口，輕輕從鼻吸氣，兩手舉到胸前。手掌朝下（圖③－①），再右手慢慢通過胸前，高舉到頭上，手掌改為向上。此時左手仍然手掌向下，好像壓地一般往下壓。其間，讓氣在脾經和心經循環，等氣到達舌下和少衝穴（小指的指腹前端），兩手以推天壓地的要領，發出呼聲，同時從口吐氣（圖③－②）。其次，將手放在胸前（圖③－③），左右手交替做相同的動作。以上重複六次。

【發出呼聲的方法】舌兩側上捲，唇擠成圓形，用力吐出氣息似的發出呼聲。

【氣循環的順序】從脾經上升＝從陰驛穴（腳的第二趾中心）開始→腳的內

側（太白穴→商丘穴→三陰交穴→地機穴→陰陵泉穴→血海穴）→通過衝門穴（鼠蹊部）→再經脾臟（胃的左後方）→胃→到達喉嚨。氣從胃分為兩條＝①胃→喉→舌根→舌下。②胃→心臟→從心經下降＝從極泉穴（腋下）開始、經手臂內側（少海穴→陰郄穴→神門穴→少府穴）→注入少衝穴（小指的指腹前端）。

增強脾臟呼的行法（六字訣3）

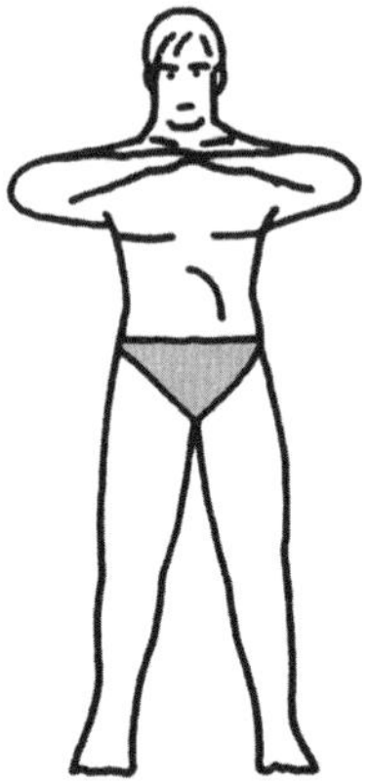

①以基本姿勢站立，從鼻吸氣，兩手上舉到胸前，手掌向下。

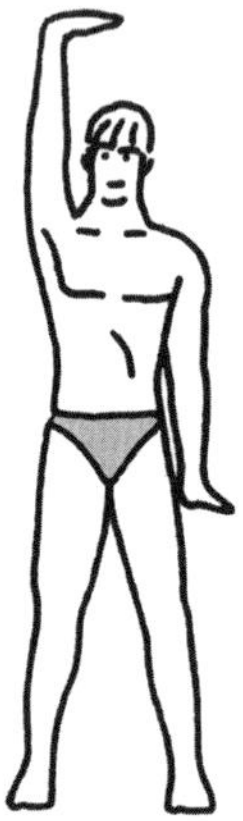

②右手上舉到頭頂，手掌向上翻，左手保持向下。其間，讓氣循環，發出呼聲。

【有效的症狀】脾虛、腹脹滿、皮膚病、水腫、肌肉萎縮、消化不良、食慾不振、血便、血崩、四肢疲勞。對於和脾有密切關係的胃也很有效。

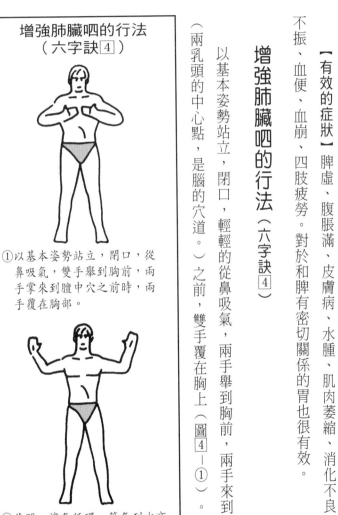

增強肺臟呬的行法（六字訣4）

以基本姿勢站立，閉口，輕輕的從鼻吸氣，兩手舉到胸前，兩手來到膻中穴（兩乳頭的中心點，是腦的穴道。）之前，雙手覆在胸上（圖4－①）。其間，

增強肺臟呬的行法
（六字訣4）

①以基本姿勢站立，閉口，從鼻吸氣，雙手舉到胸前，兩手掌來到膻中穴之前時，兩手覆在胸部。

②其間，讓氣循環，等氣到少商穴，手掌向前，吐氣，發出呬聲，手向斜前方推出。

讓氣在肝經和肺經循環，等氣到達少商穴，手掌向前，吐出氣息，同時發出呬聲，向斜前方推出（圖4－②）。在呼吸痛苦之前雙手回原位。

以上重複六次。

【發出呬聲的方法】口用力往橫側拉，舌尖輕抵下齒後方，氣息從下齒和上齒衝出為摩擦音，不是濁音，最重要的是發出「ㄨ」音。

【氣循環的順序】從肝經上升＝從太敦穴（腳第一趾靠第二趾側）開始↓在腳的內側上升（膝關穴↓陰包穴↓陰廉穴）↓陰部↓小腹↓章門穴↓期門穴↓進入肺部。在肺經下降＝從中府穴（肩膀根部）開始↓經手臂內側（雲門穴↓俠白穴↓尺澤穴↓孔最穴↓太淵穴↓魚際穴）↓注入少商穴（拇指的指腹前端）。

【有效的症狀】感冒、發燒、咳嗽、惡寒、呼吸困難。對肺病有效。

增強腎臟吹的行法（六字訣5）

以基本姿勢靜靜靠攏腳跟立定（圖5－①）。所謂立定是慢慢呼吸，調整意識。吸氣，兩手在前交叉（男性右手在上，女性左手在上。）保持這個姿勢，手高舉到頭頂（圖5－②）。保持這個姿勢，上半身漸漸向前傾倒（圖5－③）。等雙手接觸地板，解開交叉的兩手（圖5－④）。蹲下，雙手抱膝（圖5－⑤）。臀部不可以碰到腳。其間，讓氣在腎經和心包經循環，等氣到達中衝穴（中指的指腹前端），從口吐氣，輕輕發出吹的聲音。

以上重複六次。中途，上半身向前彎曲之際，若雙手無法觸地，儘量彎曲就行了。

【發出吹聲的方法】舌體、嘴角後引，槽牙相對，兩唇向內側拉開收緊，氣從喉出後，從舌兩邊繞舌下，經唇間緩緩呼出體外。

【氣循環的順序】在腎經上升＝從湧泉穴（腳底中央稍近前方）開始→在腳的內側上升（照海穴→水泉穴→太谿穴→復溜穴→築賓穴→陰谷穴）→經過腿部內側繞到背後，順著背骨上升→腎→肺→到達心臟。在心包經下降＝從天池穴開始（乳頭外側稍近上方）→經手臂內側（曲澤穴→內關穴→大陵穴→勞宮穴）→注入中衝穴（中指的指腹前端）。

【有效的症狀】腳、腰的倦怠和痠痛、健忘症、睡時流汗、目眩、耳鳴、遺

增強腎臟吹的行法（六字訣5）

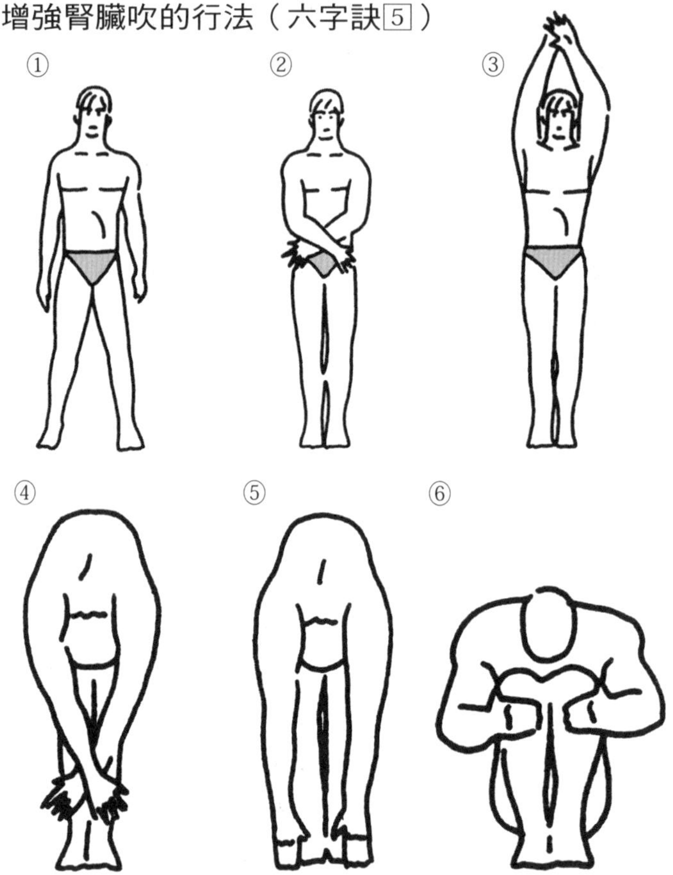

①②以基本姿勢靜靜靠攏兩腳的腳跟立定。
③保持這個姿勢，雙手高舉到頭頂。
④保持同樣姿勢，上半身向前傾倒。
⑤雙手觸地時，解開雙手交叉。
⑥蹲下，兩手抱膝。這時讓氣循環，發出吹聲。

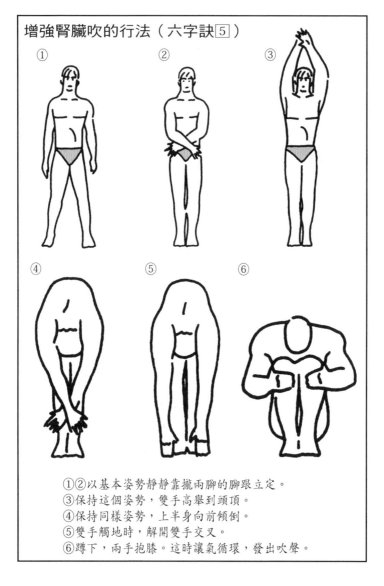

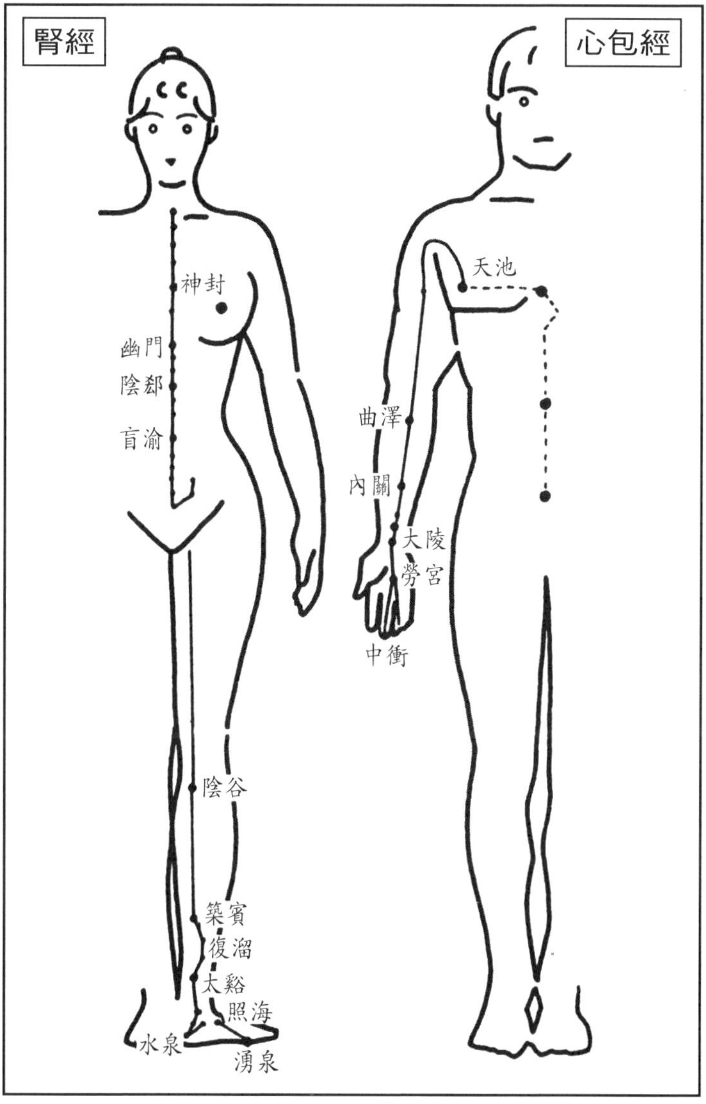
腎經
心包經
神封
幽門
陰郄
盲渝
陰谷
築賓
復溜
太谿
照海
水泉
湧泉
天池
曲澤
內關
大陵
勞宮
中衝

精、早洩、齒槽漏膿、脫髮。

調節三焦整理氣嘻的行法（六字訣6）

以基本姿勢兩腳張開比肩膀稍寬的程度，兩手拇指在內握拳（圖6－①）。吸氣，兩手用力高舉過頭，臉仰起注視雙拳（圖6－②）。拳高舉時，好像要擊天一般用力。

以上一邊吸氣一邊做，繼續十次至三十次。習慣之前做十次就可以。其間，氣在膽經和三焦經兩條經絡循環，在瞳子髎（眼尾外側）會合。呼吸痛苦之前，停止以上動作，口發嘻聲，同時吐氣。手臂放下。

以上為一次，重複六次。

【發出嘻聲的方法】舌尖輕抵下齒內側，嘴角略後引並上翹，槽牙上下輕輕咬合，呼氣時使氣從槽牙邊的空隙中慢慢呼出體外。

【氣循環的順序】①在膽經上升＝從竅陰穴（腳第四趾趾甲靠第五趾側）→由腳的外側（丘墟穴→陽交穴→陽陵泉穴→陽關穴）→到大腿內側（風子穴→

居髎穴）→脇腹（京門穴→日月穴）→胸部（淵腋穴）→通過肩（肩井穴）→到瞳子髎。②在三焦經上升＝從關衝穴（無名指指甲靠小指側）開始→經手的外側（陽池穴→外關穴→天井穴）通過肩（肩髎穴）→到瞳子髎。

①和②同時進行，在瞳子髎會合。

【有效的症狀】對膽的疾病有效。

調節三焦整理全身之氣嘻的行法（六字訣6）

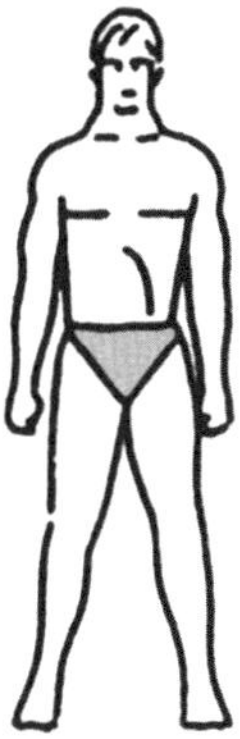

①以基本姿勢兩腳張開比肩膀稍寬，兩手拇指在內握拳。

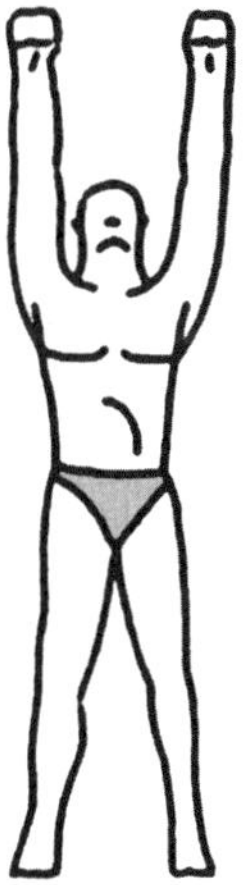

②吸氣，像擊天似的兩手高舉，臉仰視拳頭。其間，讓氣循環，發出嘻聲。

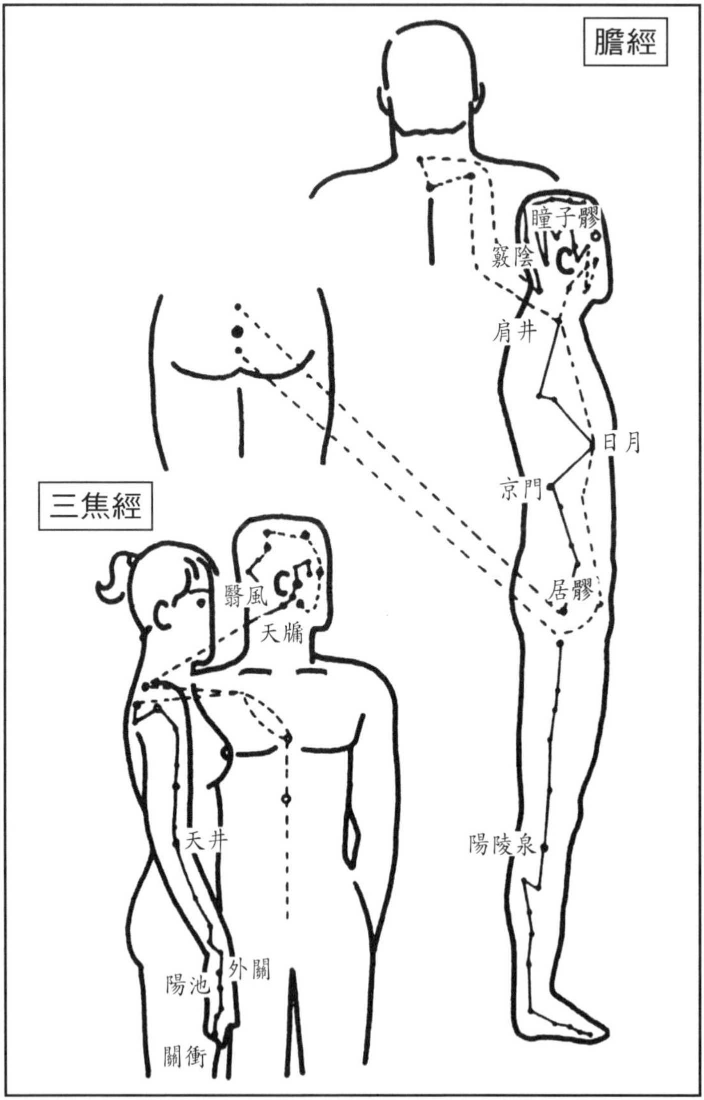
膽經
瞳子髎
竅陰
肩井
日月
京門
居髎
陽陵泉
三焦經
翳風
天牖
天井
外關
陽池
關衝

第五章

恢復性能力的導引術

——強精、回春的行法和酒浴

❶ 恢復性機能的方法

精力和體力

人對身上的各種機能似乎有特別重視性機能的傾向。

身體狀況不良，給醫生診斷時，醫生說：「是老化，沒法子。」此後便認定了老化不能抗拒，已經成了一般的常識，這種常識有多大的謬誤已如前述，雖然如此，但一過中年，精力衰退，常常心有餘而力不足，因而求助藥物、秘術，甚至非常重視食物。

既然認為身體機能老化不能防止，為什麼又認為性機能老化能預防呢？這不是很滑稽嗎？

導引術能預防和治療性機能老化，就像能預防其他機能老化一樣，因為性機能也是身上機能的一部分（當然是重要的部分）。

中年以上學導引術的人，他們的動機大部分是為了治療慢性病或老化引起的失調。

起初沒有人會提到性生活，可是不到一個月，每個人都會自動報告性機能有驚人的變化。男性像青年期那樣每天早上會勃起，而且勃起時的硬度增加。

女性方面性慾大增，快感也增加。本來視性為苦事的人，再也不以為苦。同時，很明顯的肌膚變得有光澤。

這些變化並不是特別實行恢復性機能療法的結果，而是個人的失調治好了。身體各部分實際上是一體的，彼此互相關連，任何機能都不能和全身的活力切離而發生作用。某部位情況不良，就足以代表活力衰退，而且會呈現出來。

性機能衰退不純粹是性器有病或老化。除非性器有特別病因的情形例外，假使普通的老化和失調致使性能力衰退，那麼，只要把主要原因的失調和老化治癒，性機能就會恢復。

中年以上的人，行導引術大部分都為性機能的恢復（對當事者是增強＝強精）而欣喜。

由於這個緣故，想行導引術恢復性機能的人，在實行強烈的行法（一九六頁以下介紹）之前，必須確認自己是否有性機能以外的失調部位，真的沒有性機能以外失調的部位，才做這種強化精力的行法。若有失調，必須先做失調部位的行法及有關性器的行法。

尤其是六十歲以上的人，倘若不先治好其他失調，而專注於性能力，身體反而會失去平衡而罹患病症，甚至嚴重時會危害生命。要特別注意！

對性最重要的事

恢復性能力要特別注意肝臟和腎臟。這兩個臟器的作用對性機能有非常大的影響。其中某一種衰弱，性機能也會顯著的減退。

因此，肝臟和腎臟不良的人，即使食用強精食物或強精藥，也只有一時的效果，而且效果也很小。不能真正的恢復性機能。最重要的還是先治好肝臟和腎臟。

值得注意的是，如何知道肝臟、腎臟失調呢？

現代醫學為了檢查內臟的機能而分析血液和尿。然而，血液和尿異常都是病情已經惡化到相當程度才會顯現。

現代醫學只靠資料分析，無異沒有診斷。內臟異常會浮腫或僵硬，這部位的膚色會改變。這一項診斷身體便知道。在這個階段，分析尿或血液，很多是找不到異常的結果。

如果分析血液和尿沒有異樣，便認為自己的肝臟和腎臟健康，毫無問題，最好還是施行後面介紹的肝臟與腎臟的行法。

無論那一種，健康的人做了完全無害，而且還有強化內臟的效果，可以安心嘗試。繼續一星期，身體沒有任何變化，證明肝臟、腎臟健康。

若有某種變化，而消除失調，增進性機能，那表示你以前內臟失調。可以根據「最佳的證明」的導引術行法來診斷健康狀態。

肝臟的強化法

肝臟和腎臟並列，為了確保身體的機能而擔任重要的作用。這種看法現代醫學和導引醫學相同。但導引醫學還考慮它和性機能連繫的關係，這一點大異於現代醫學。

連接肝臟經絡的肝經，不論男女都連到性器。這是其他十二條經絡沒有的特徵。如前所述，施行導引術肝臟的行法，就能體會這種連繫。

有一種區別肝臟是否正常的簡單方法，可以作為判斷自己的肝臟狀況之線索，現在介紹如下：

⑴指甲粉紅色有光澤，表示肝臟正常。指甲的血色不良，並有裂痕，表示肝臟情況不佳。

⑵手掌拇指丘或小指丘或手指指腹瘀血呈紅色，這是肝臟異常，稱為手掌紅斑。

⑶肝臟和眼睛有密切的關係。肝臟不良，眼白混濁成黃色。

⑷肝臟疾病惡化，肝會肥大。倘若肥大的情形嚴重，肋骨最下面的骨骼會往外凸出。雖然肝在右側，但凸出的不只是右肋骨，左右兩邊都會翹出來。

⑸肝臟再惡化，臉和胸會出現直徑五毫米至十毫米的蜘蛛狀斑點。這是血管

擴張的緣故。

因肝硬化而去世的天才詩人T先生，逝世前數月在一家雜誌社舉行的座談會上曾談到第(5)項的蜘蛛狀紅斑出現在胸前。

我讀到這篇報導，猜想他的症狀已經到了相當惡化的程度。只要當事人還有氣力（想開始施行導引術的氣力），就算到了第(5)階段，也有可能治好肝臟病。

肝臟對感情的作用極深切。肝臟是主司憤怒的機構，氣憤時肝臟的功能過於活潑，結果是傷肝。

此外，肝臟異常很容易發怒，因此，肝臟不好的人儘量保持心平氣和是相當重要的。還有一點，動不動就怒氣沖沖的人也許肝不好，應該留意。

肝臟的行法 1（摩擦）

(1)仰臥閉眼，兩手握緊（拇指在內握拳）放在身體兩側，慢慢從口吐氣，從鼻吸氣。

(2)兩手的手掌摩擦產生溫熱。右手摩擦左邊最下面的肋骨三十次。

肝臟的行法1

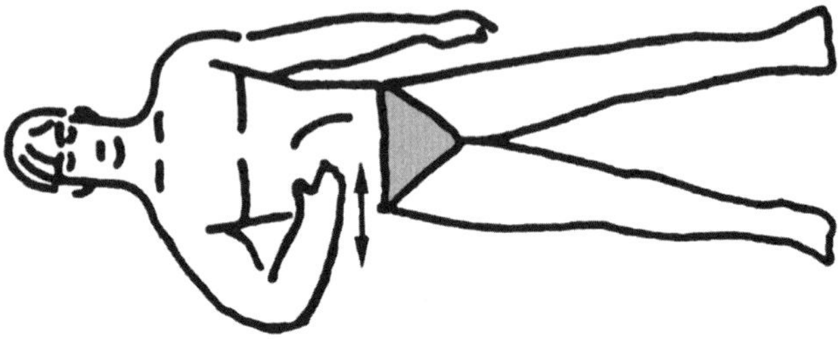

・仰臥閉眼，一隻手在另一邊最下面的肋骨摩擦。

(3)左手摩擦右邊最下面的肋骨三十次。

以上的(1)~(3)為一次，重複三次／五次。

肝臟的行法2

(1)浸在浴缸裏，兩膝彎曲坐好。除了兩手的拇指之外，其餘八指併攏，貼在左肋骨靠近胃的邊緣，手指向內側指尖彎曲，把胃到脇腹的肉向腹部裏面壓，壓時從鼻吸氣。再鬆手，同時從口吐氣。

兩手的指尖順著肋骨稍微向後側移動，兩根食指碰肋骨的中心部位，如前

肝臟的行法 2

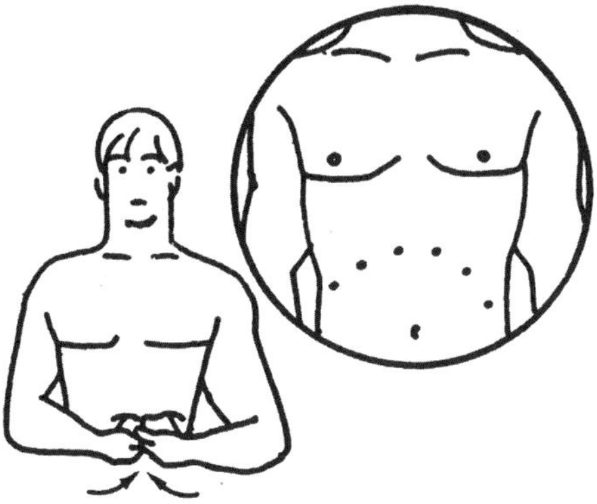

・兩手併攏，指尖慢慢壓入肋骨下，同時從鼻吸氣。
放鬆手的力量，從口吐氣（閉眼從左側先做）。

所述，兩根手指壓腹部，壓到指尖可以進入肋骨的內側。同時從鼻吸氣。

(3)放鬆手上的力量吐氣。雙手向腹部外側移動，兩手的手指併攏，貼在左邊最下端的肋骨靠脇腹處，把腹部往肋骨的內側壓。同時從鼻吸氣。接著指尖從肋骨的內側放開，從口吐氣。

以上的(1)~(3)兩手的指尖沿著肋骨，將腹部往內壓，從胃往脇腹重複壓三次。

以此動作為一遍，重複三遍~五遍。

最初斟酌症狀，一遍至三遍即可。

左側壓完，右側也用相同方法。左

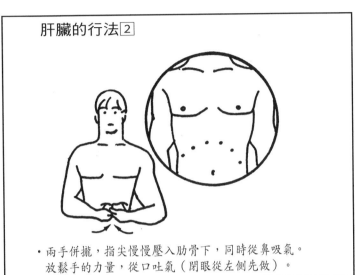

右次數一樣，但一定要先從左邊開始。

另外，指尖向腹內壓的時候，要稍微加點力量壓。最初指壓一公分即可。逐漸習慣之後，壓入二公分至三公分。起初不能壓入是因為內臟僵硬。

健康的內臟柔軟而富彈性，繼續這種行法，最快一星期，最慢一、二個月，僵硬的內臟會變得相當柔軟，柔軟表示恢復健康。充分實踐，身體自能體會。

做這種行法感到疼痛或不適，要立刻中止。先做行法1繼續做兩星期到一個月，等肝臟與內臟恢復，再開始做這種行法。

除了這種行法，六字訣1（一六五頁）也是對肝臟有效的行法。

腎臟的強化法

導引術醫學認為生命能量之源的精所宿之處，亦即人類諸多臟器中最重要的腎臟。「腎藏精，司發育、生殖。」這句話最能充分表現。腎臟所貯的精耗盡，人的壽命也告終了。

精直接支配性機能，因此腎臟失調，性機能也跟著衰退。

腎臟過濾血液產生尿，經由輸尿管送到膀胱，貯存在膀胱的尿經尿道排泄體外。尿道經外陰部直接和性器連接。

導引醫學認為腎臟和性器是相連的機構，也是精直接支配的領域，性機能衰退，相關的器官也都衰退。所以，為了恢復性機能，就要做使相關器官氣血流動活潑的行法。

腎臟系統的確認要點

腎臟和膀胱、尿道等機能衰退，身體外表會呈現症狀。以下介紹幾項作為自我判斷身體狀態的依據。

(1)尿的次數減少

通常健康的人，排尿次數白天以十次左右為標準。但是工作、家事的關係，常常減少排尿的傾向。排尿五～六次以下可視為腎臟和膀胱機能衰弱。沒有排出的尿往何處去？那就是貯存在身體，使腳部、臉孔浮腫。女性的話，賀爾蒙分泌不平衡，貯在乳房，變成巨大的胸圍。因胸圍過大而苦惱者，若能做腎臟的行法，同時洗澡時按摩胸圍，短時間內胸圍會減小。

(2)排尿次數增多

這是膀胱失去活力，或尿道狹窄，或前列腺炎壓迫尿道的情形。次數增加是由於每次排泄量減少。尤其晚間睡眠時，若連續幾天，每天上廁所兩次以上，就是體內某一處異常。

(3)腰部長贅肉

腰部曲線消失是腎臟肥大，輸尿管老化的跡象。

(4)眼睛四周有黑暈

臉孔略黑，全身肌膚黝黑，這是腎臟機能衰退，沒有充分過濾血液的證據。又天生膚色黑的人，通常腎機能較弱。父母親腎臟衰弱的體質會遺傳子女。做腎臟的行法，皮膚會變白。

(5)不停的流汗

容易流汗的人，腎臟和膀胱的機能衰弱。因為沒有充分排泄多餘的水份，汗量便增加。只是變成汗排出還無所謂，但隨著年齡增加，腎臟和膀胱的疾病罹患

腎臟的行法[1]

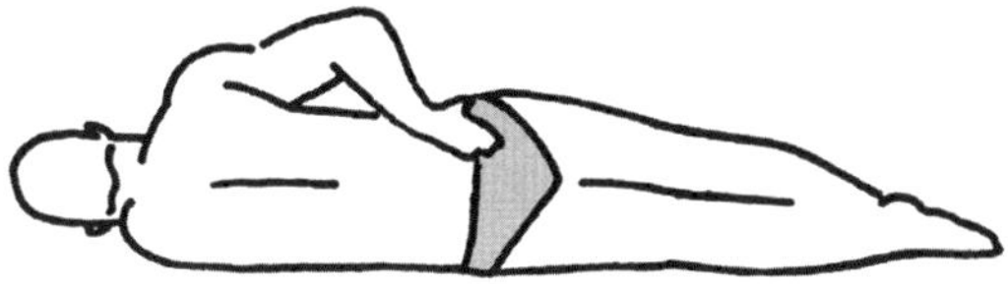

・向左側臥，右手放在背部的腰骨上，摩擦背骨右邊的部位。

率也高，最好在年老前治好。

腎臟的行法[1]

(1)仰臥閉眼，兩手握緊放在身體兩旁，從口吐氣，從鼻吸氣。

(2)向左側臥，兩手的手掌摩擦產生溫熱。右手貼在背部的腰骨上，在背骨的右側部位（腎臟部位）上下摩擦三十次。

(3)向右側臥，左右相反的做同樣次數。

以上的(1)～(3)為一遍，重複三遍～五遍。

腎臟的行法[2]

(1)浸在浴缸內，兩腳向前伸直，或彎膝端坐的姿勢。右手繞到背後，右手的拇指和食指搓揉右側腎臟位置背後的肉，重複三十次。

(2)左手搓揉左側腎臟三十次。

(3)接著，兩手的手掌貼在腎臟的位置，上下摩擦三十次以上。重複三遍～五遍。

腎臟的行法2

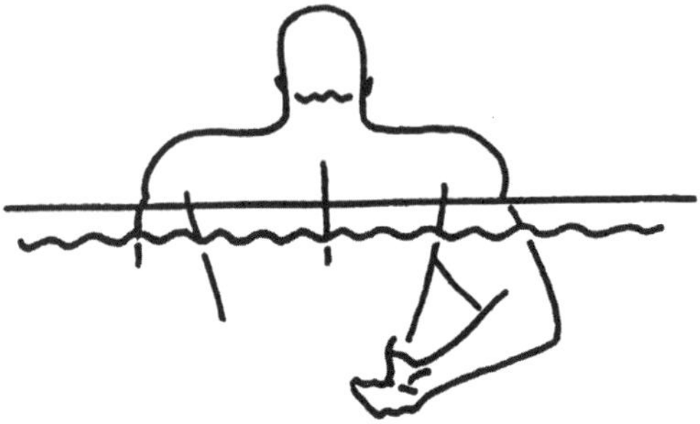

(1)(2)搓揉背部腎臟附近的肉。
（左右手各搓揉一邊）

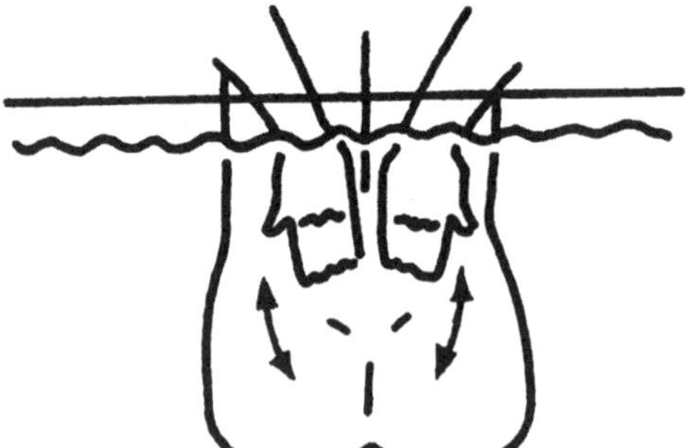

(3)兩手的手掌貼在腎臟的部位，上下摩擦。

尿道的行法（摩擦鼠蹊部）

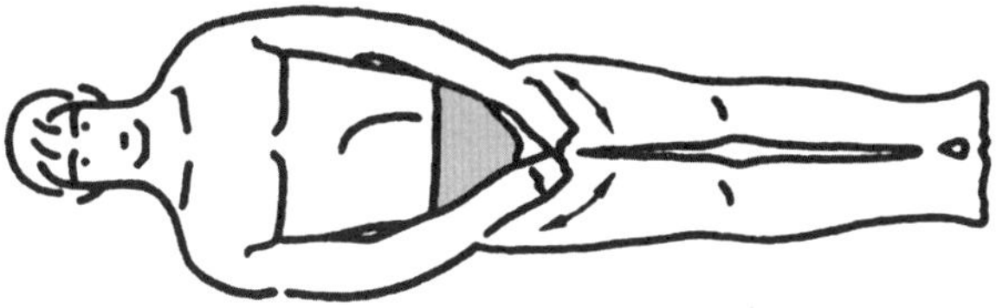

・兩手掌摩擦兩腿根部（鼠蹊部）

膀胱的強化法

增強膀胱的機能，以按腹的行法（四十九頁）最有效。尤其是仔細摩擦肚臍下膀胱的部位最好。若施行腎臟的行法①和②之外，還做按腹的行法，功效最顯著。

尿道的行法（摩擦鼠蹊部）

⑴仰臥閉眼，兩手握緊放在身體兩側，慢慢從口吐氣，從鼻吸氣。

⑵雙手的手掌摩擦產生溫熱，雙手掌摩擦腳跟（鼠蹊部）三十次。以此為一遍，重複三遍～五遍。

以上所述，腎臟的行法①和②、膀胱的強化法（按腹的行法）、尿道的行法等，雖然是恢復性機能的行法，同時也是治療器官失調的疾病治療法。這些行法有效治療的疾病和症狀如下：

皮膚黝黑、多汗（多汗症）、臉部浮腫、手腳浮腫、前列腺炎、膀胱炎、尿道炎、腎臟病。

❷ 強化性機能的方法

性愛是人類特有的自然屬性，是性生理、性心理發展到成熟階段的必然產物。它既是人類生育繁衍的一種本能，又是人們從事社會活動情感的寄託，是人類獲得幸福和歡樂的精神泉源。

和諧適度的性生活不僅能滿足人們生理上的需要，而且有利於夫妻雙方身心健康，有利於夫妻雙方愛情的不斷昇華，使家庭關係更加和睦、美好和幸福。

性生活能調節男性的內分泌，並使之維持正常的功能活動。例如，前列腺是男性分泌精液的器官，如不發揮其功能則會栓塞不通，患前列腺癌的機會將大大增加。

禁慾僧侶前列腺癌的發病率最高就是證明。與此同時，性興奮對男性的神經系統、血液循環、消化功能也大有裨益，而且還能使腎上腺、性腺退化速度減慢。

以下介紹的行法能促進男女的性器氣血流動活潑，增強性器的機能。只要實行這些行法，便有恢復性機能之效。如前所述，通常性機能衰退，原因正是肝臟和腎臟機能衰退，所以，和那些行法一起做最理想。

另外，七十歲以上的人就算性機能恢復，也不要欣喜而房事過勞，否則會破壞身體的平衡，引起疾病和發生危險。

《男性篇》

按摩鼠蹊部的行法

(1)坐好，兩腳伸直分開，輕輕閉眼。

按摩鼠蹊部的行法　　按摩內腿的方法

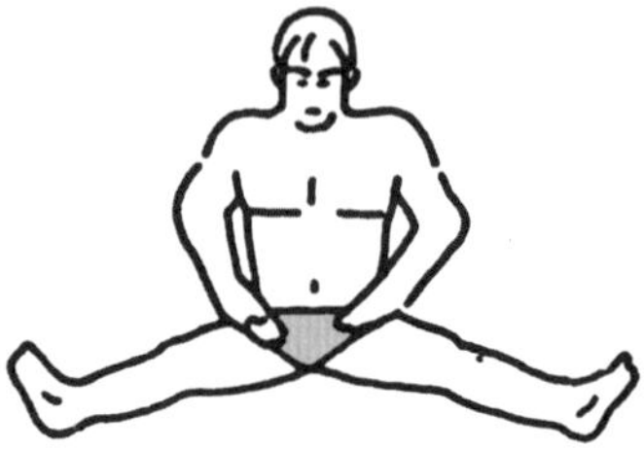

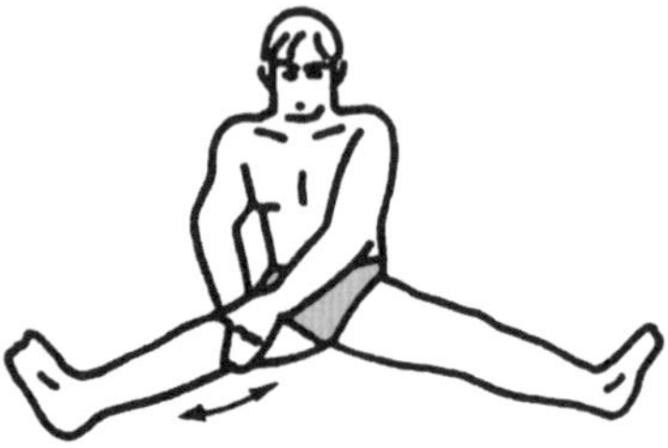

・坐好，兩腳伸直分開按摩大腿根部。

・兩腳分開伸直，手掌重疊按摩大腿內側。

(2)摩擦右腳根部二十～三十次。

(3)同樣摩擦左腳二十～三十次。

按摩內腿的方法

(1)坐好，兩腳分開伸直。輕輕閉眼。

(2)左手貼在右手上，重疊的雙手放在左腿內側按摩二～三分鐘。按摩時一定要從膝蓋向腹部拉過來，假使相反就沒有效果。

(3)兩手相反重疊，按摩右腿內側，同樣按摩二～三分鐘。

強化腰部的方法

男性腰部氣血衰弱，通常是性機

滿足性生活的腰部行法1

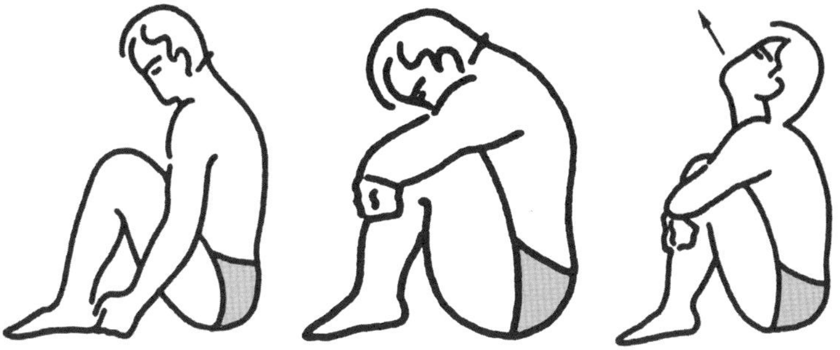

(1)兩膝豎立坐好。　(2)兩手抱膝，拉向胸前，頭貼住膝蓋。　(3)抬頭同時吐氣。

能衰退的原因。所以，促進腰部氣血流動活潑，也就是促使性器的氣血流動活潑。

滿足性生活的腰部行法1

(1)兩膝豎起坐好。

(2)兩手抱住雙膝，用力拉向胸前，頭貼住膝蓋。

(3)抬頭同時從口吐氣，吐氣完畢，從鼻吸氣。(2)(3)重複五次～七次。

滿足性生活的腰部行法2

(1)仰臥閉眼，兩手握緊放在身體兩側，從口吐氣，從鼻吸氣。

腳。

⑵從口吐氣，兩手的手掌朝下，兩手向前伸直，抬起上半身，兩手儘量接近

⑶吐氣之後，閉口，從鼻吸氣，上半身向後倒，恢復原來的姿勢。

以上的⑴～⑶重複三次。

這種行法是測驗身體的年輕度診斷的行法5的治療。這種行法不只對性器有利，同時也能促進肝臟、腎臟的氣血流動活潑，對恢復性機能功效非常大。

此外，腹部的行法3（五十二頁）對強化腰部和腎臟效果非常大。對強精和回春也相當有效。

其次在此介紹金冷法和強精法。

金冷法

金冷法是在男性的性器潑水。重要的是潑水的部位。陰莖裏面（下方）有一條縫合似的筋，在此部位潑水刺激是金冷法的要點。

另外，冷熱水交替潑也是要領。

(1)一隻手扶住陰莖往上，潑熱水三次～五次。
(2)同樣潑冷水三次～五次。
以上重複五次～六次。

強精法

(1)浸在洗澡水中，腳伸直坐好，左手蓋住整個陰囊握著。
(2)蓋住陰囊的手輕壓睪丸五十次。
(3)若陰莖勃起，在浴池中抬起腰部，右手摩擦尾骶骨附近。
(4)繼續摩擦到不勃起為止。

《女性篇》

夫妻正常的性生活，使妻子生殖器感染發炎的機會減少。而無性生活機會和性生活少的中老年婦女，其婦科病的發病率較高，其中原因之一是因為精液中含有一種能與青黴菌素媲美的「精液胞漿素」，精液胞漿素能阻止細菌遺傳物質的合成，從而抑制細菌的生長繁殖。

實驗證明，精液胞漿素能殺滅葡萄球菌和鏈球菌等致病菌。因此，每週有一、二次丈夫的精液射入陰道子宮能起消毒殺菌作用。

此外，性愛的刺激和妻子體內激素分泌的增加，將促進乳房發育之豐滿，也使妻子體毛變疏、減少，皮膚變得細膩柔潤，從而增加女性的魅力和健美。

女性若性機能健全，子宮、卵巢、陰道、外陰部都柔軟而富彈性，陰道收縮良好。因此，女性增強性能力的方法是施行使性器柔軟、陰道縮緊的行法。

另外，女性在生理期間不能做以下介紹的行法。

按摩內腿的方法

⑴兩腳分開向前伸直坐好。輕輕閉眼。

⑵右手重疊在左手之上，左手掌按摩左內腿二～三分鐘。

⑶再左手重疊在右手之上，右手掌按摩右內腿二～三分鐘。

按摩內腿時，從膝關節往大腿根部拉上來，這是要領，方向相反則無效。這種行法早晚各做一次，一天最少做二次。一天三次～五次效果更大。

這種行法和《男性篇》一九七頁介紹的行法相同。只是男性和女性行法的順序左右相反，因為男女的氣血流動是相反的。左右的順序務必遵照指示。

陰道的服氣法

⑴坐好，兩腳向前伸直從口吐氣，兩手張開，慢慢向前伸出。

⑵從鼻慢慢吸氣，兩臂收回，拇指在內輕握，架在腰部，縮緊肛門。

⑶呼吸痛苦之前放鬆肛門，慢慢吐氣，兩手伸出。

以上重複三次。

縮緊陰道的行法（肛門的行法）

⑴兩腳張開，比肩膀稍寬的幅度站立。

⑵一隻手的小指和無名指指腹貼在股溝，顫動肌肉般上下摩擦一分鐘。

⑶另一隻手同樣。左右手交替，一分鐘做十次，約做十分鐘。

陰道的服氣法

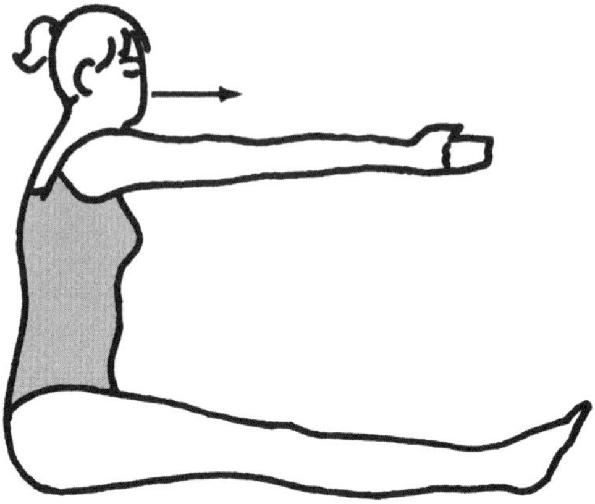

⑴坐好，兩腳向前伸直，從口吐氣，兩手張開向前伸出。

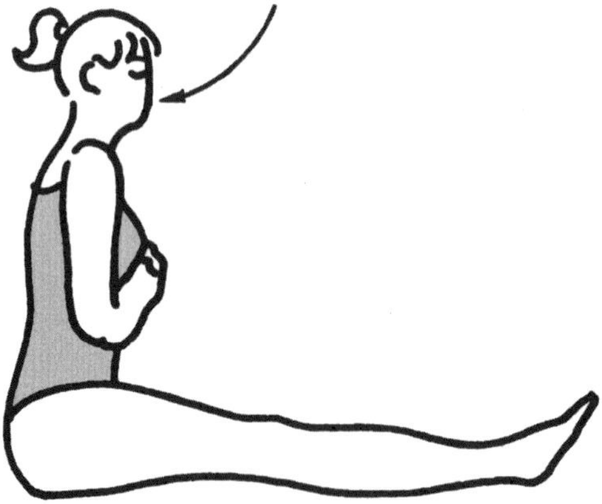

⑵從鼻吸氣，握拳，收回兩臂，架在腰部，縮緊肛門。
註：生理期間避免。

縮緊陰道的行法（肛門的行法）

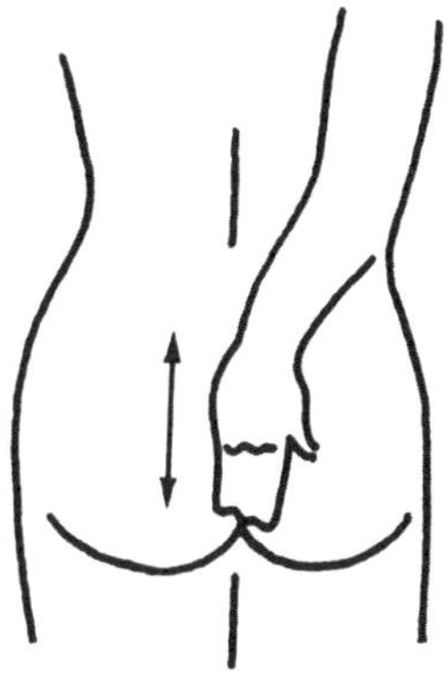

・一隻手的小指和無名指指腹貼在股溝，上下激烈顫動。

這種行法一天做二、三次。排便後肌肉鬆弛，必須做這種行法，如廁後也可以做縮緊肛門的行法和縮緊陰道的行法。

子宮的行法

這是促進子宮和卵巢氣血流動活潑的行法。女性每月生理的經血作為瘀血排出體外，氣血流動衰弱，瘀血不能全部排泄而留在體內。這些毒素在體內逆流，引起頭痛和生理痛。到了中年，瘀血成了更年期障礙的原因。這種行法不但是更年期障礙的治療法，也是具有決定性的回春行法。

⑴端坐（腳不要重疊的坐法）。作一次呼吸。

⑵從鼻吸氣，兩手交叉，用力拉膝。
⑶停止呼吸，左右手鬆開膝蓋，兩手重疊。
⑷兩手重疊，輕打腹部，左右各兩次，從口吐氣。
以上的⑴～⑷為一次，做三～七次。停止呼吸感到痛苦前，很快從口吐氣。

這種行法如果在三十五歲開始做，不會有更年期障礙，即使到了五十歲、六十歲，容顏也不會衰老。

進入更年期的人，或生理現象已經結束的人，施行這種行法能使停滯在體內的瘀血排泄出去，對恢復年輕效果極大。

世上很多人認為女性生理現象結束，表示生理機能終止，這是錯誤的。用導引術促進性器與全身氣血流動活潑，容貌不易衰老，性慾和快感也不減。由於不必擔心懷孕，只要不過度，都能充分享受性生活的樂趣。

腰部沐浴的行法

腰部沐浴的行法對促進陰道、子宮、卵巢等女性性器的氣血流動活潑極有

子宮的行法

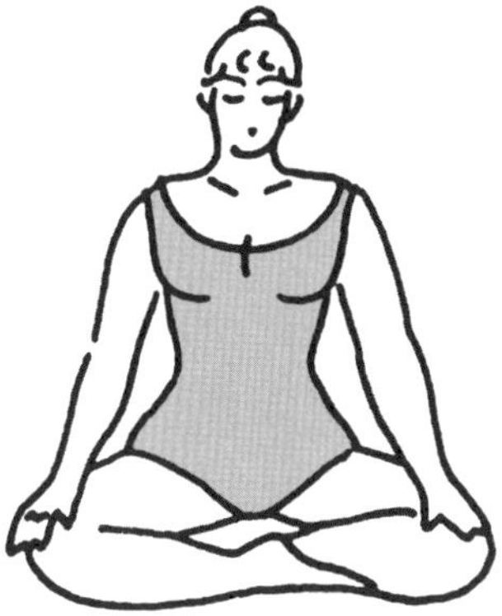

⑴端坐，作一次呼吸。

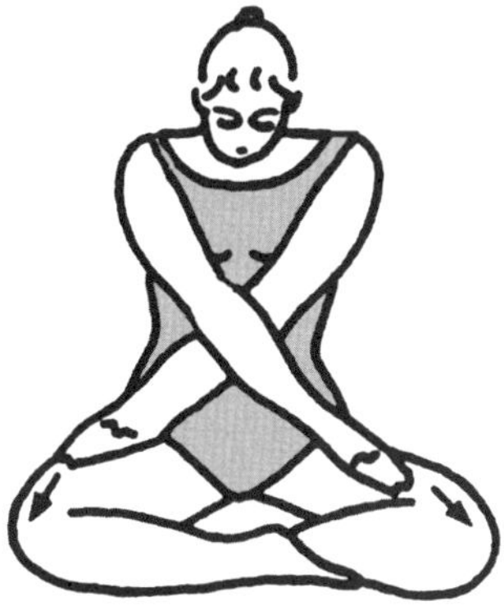

⑵從鼻吸氣，雙手交叉，
拉住左右膝蓋。

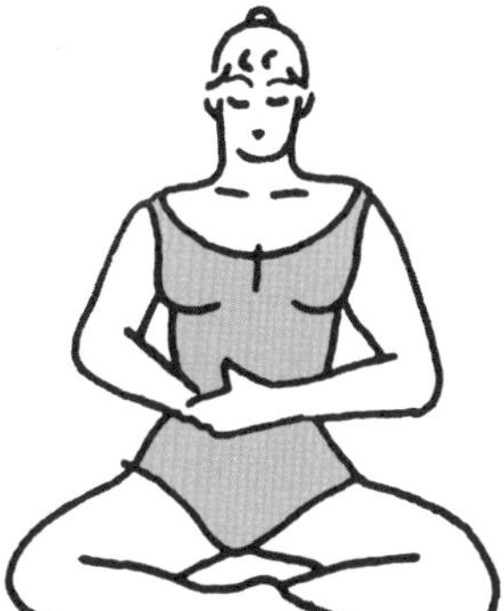

⑶停止呼吸，放鬆膝蓋，
兩手重疊。

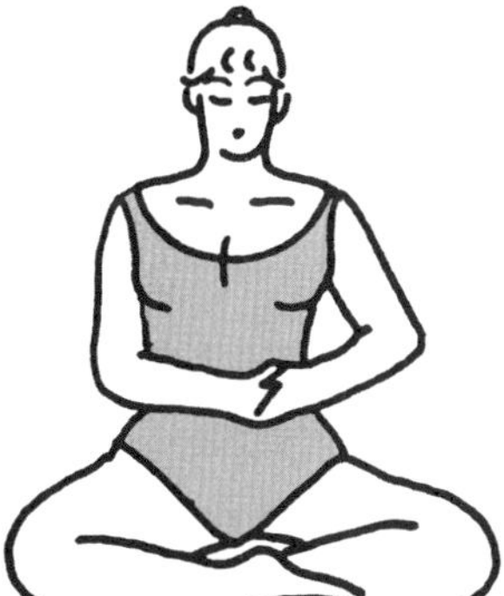

⑷兩手重疊，在腹部
左右輕打二次。

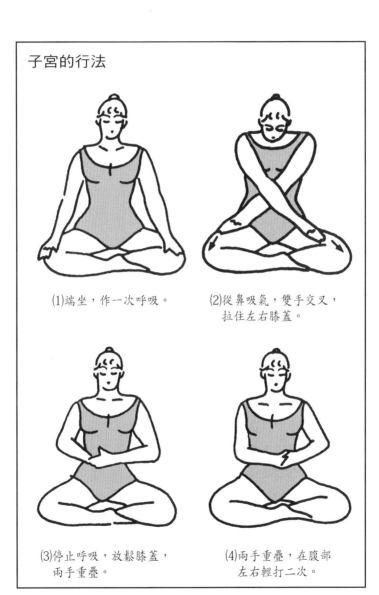

效。對治療冷感和不孕症都有效。此外，這種行法也能治療女性的冷虛症和男女腳部發冷的感冒、發燒。

(1)將熱水倒入及膝的容器，雙腳浸到膝蓋。不必脫衣，捲起褲管，雙腳放入。

(2)再加熱水，加到腳能忍受的程度。為了保持熱水的溫度，不讓它冷卻，偶爾加上熱水，浸約十五分鐘。

(3)完畢後用乾燥毛巾仔細擦乾雙腳。然後蓋棉被休息。如是發燒時，不久會出很多汗，將汗擦乾，換上睡衣。

3 酒浴與不老回春的奧秘

促進不老與回春的酒浴

為了提高不老、回春的行法效果，我建議大家洗酒浴。

當然酒浴用的酒並不特別，只要米酒就有充分的效果。

在此提到酒浴，是因為它能使不老與回春的行法功效加倍。

為了達到不老與回春的目的，在本書介紹的行法中選擇適當的行法，一天做兩次最理想。如果一天洗一次酒浴，全身的氣血流動活潑，行法一天做一次就有充分的效果。

回春的行法由肝臟、腎臟的強化法和性器的強化法兩部分構成。關於肝臟和腎臟的強化法，曾介紹過沐浴的行法。這種行法以酒浴施行，效果更顯著。

性器的強化法，如果一天做一次酒浴，效果加倍。酒浴中施行強精法，其效果更大。

幸福走到生命終點的方法

一年有四季，人生也有四季。人生的春天是少年、夏天是青年、秋天是壯年、冬天是老年。大多數人沒有度過老年就去世了。「春」見到繁花盛放，「夏」眺望燃燒的大地，「秋」遙望落葉繽紛。大部分的人只享受到人生這個階段。人生最美、也就是靜之極致的「冬」，很多人無福消受；而且許多人認為老年是痛苦的代名詞，和失調與痛苦掙扎奮鬪，如此這般活下去是老年的宿命。這是因為不能預防和治療老化帶來的衰弱。

然而，導引術卻可能做到，使我們不致被老化帶來的失調所困擾，能夠活到生命能源燃盡時，並且健康的享受每天的生活樂趣。那就是盡情體會人生「多」的美，最後幸福走到人生終點。

不受痛苦而壽終正寢是可能的。導引術促進氣血流動活潑，讓生命的能量燃燒盡淨，這時候人是安靜的死亡，猶如枯木老朽一般，全壽而終，永遠的安眠。這是人生的修養法，也是導引術的優點。

不老與回春的奧秘

導引術不單是身體的健康法，也是身心的修行法、人生的修養法。歸根究底，存在於老子的思想。只是強健身體不能獲得真正的健康。

如何探求真正的身心健康，以下介紹兩則老子哲學的精華。

那就是「逆字訣」和「三絕訣」。

道家自古即有一句話「順則成人，逆則成仙」，人到中年就失去青年，到了老年就失去壯年，這是順應時間的流動。若能逆其流，便可能恢復年輕。所以導引術的行法採取和日常生活的動作相逆之道，稱為逆字訣。

三絕訣是斷絕災禍之根的教言。

「絕學則無憂。絕食則無病。絕性則無惱。」

現代是資訊充斥的社會。每個人都在網路、電視、收音機、報紙、雜誌、書籍各式各樣的資訊洪流中漂浮。是不是真的需要這些資訊呢？

決意和這些資訊斷絕一個月，並不需要塞耳朵或閉眼睛，只要別人談起的時候右耳入左耳出就行了，自己不必積極的接觸這些資訊。如此生活一天，頭腦會清醒許多，並能重視實實在在的事物，湧出新的構想。

雖說斷食則無病，但也不必要長時間斷食。十天一次，一次斷食一天就行了。這樣對實踐導引術、增進健康有很大的裨益。何況還能感到食物特別有味，同時享受飲食的樂趣。

談到性，現代人有過剩的現象。動物有所謂發情期，並非整年都有性慾，唯獨人類的性失去節制。本來性的美妙和次數無關，但現代人追求量而非質。

要恢復性的美妙，必須禁慾，然而並不是說像苦行僧那樣一生禁慾，而是一年～三年間禁慾一個月。

現代人性無能的相當多。不過，大半不是真正的無能，通常是身心或者性器過勞引起的。

當事人存著錯誤的觀念，不肯覺悟自己過勞。其實，這時只要實踐導引術和酒浴來治療疲倦的身體，按照三絕訣，短時間禁慾，便可能恢復。

逆字訣和三絕訣是不老和回春的奧秘，其寓意極深。

以上陳述的是現代人容易了解的解釋，希望讀者以此為線索，追求自己的生活方式，並加深自我探求之道。

第六章

改變人生的導引術

——身心修行法

連心都健康

導引術能預防和治療老化，這種神效的健康法，相信讀者已經充分了解。從前述的說明，很多人都了解這不只是身體的健康法，同時也是心的健康法。

即使是心的健康法也不是特別艱深的心理態度。簡而言之，導引術的心理態度即不拘泥於事物。這種觀念和身的導引術完全一樣。

身體僵硬引起的痠痛、瘀血、以及污血停滯，導引術因為促進氣血流動活潑而清除這些失調。只要去除僵硬，就會健康，同理，去除冥頑不靈的心理，也就健康了。

去除頑固心理的具體方法是「無所有、無我執、無差別」的生活方式。簡言之，不要被自己的財產束縛，丟棄自我，不要有人我的差別。這幾個字俱有深意，說明起來真是無限，讀者不妨以自己的經驗去體會。

必須以不固執的解釋去體會才能領悟。譬如無所有的含意並非不能有私產，而是不要被財產束縛，繼續保持自由的心態。最重要的是，如果自己沒有財產，卻一直斤斤計較，那也違背無所有的意思。

以上的道理思考起來相當簡單，然而現實生活中有多少人過著和這種觀念背道而馳的生活。意外的是，人通常相當固執，為無謂的事勞苦煩惱。

實踐導引術的行法使身體不僵硬，自然而然的也會實踐「無所有、無我執、無差別」。因為消除了身體的僵硬，神清氣爽，心情也跟著好起來，不會冥頑不靈。

導引術使身體獲得健康，能脫出人生的迷路，開拓新的活路，很多人已經深切的體驗了。筆者為了使那些為病痛所苦的人能清除身體的不適，開展新的人生里程，重過新的生活，因此才將秘傳的導引術公諸於世。

最後介紹實踐導引術而恢復年輕，身心都極快意的人的例子，他們開拓了老年的人生，開闢了新的道路。

希望讀者以此為參考，認真實踐導引術的行法，恢復年輕健康的身心，百分之百的享受生活的樂趣。

因丈夫恢復年輕而著急的主婦

如果女性認真實踐導引術，其效果之驚人，誰都無法否認。

T是四十一歲的家庭主婦。結婚二十五年，一年前開始做導引術。她的丈夫很早就做導引術，也再三的勸她做。但她不感興趣。

我在他們家附近的道場演講時，她被丈夫拖著一起來。

她聽了我的演講仍然無動於衷，看丈夫愉快的點頭，全神貫注的聽，她越發生氣。歸途中她不斷的抱怨，也為自己跟著聽了這場演講而氣忿，心想永遠再也沒有第二次了。

尤其令她不快的是我所說的一句話：夫妻一方不做導引術，其中一個恢復年輕，兩人之間的健康就有差異，離婚的可能性增加。

從那次以後，為了做或不做導引術，夫妻之間蒙上一層陰影。聽說T還認真考慮離婚。由於丈夫做導引術而幾乎毀滅他們過去的幸福，因此T十分怨恨我。

但T最後終因先生有了顯著的不同而改變態度。

她丈夫長年苦惱的三十年肩痠完全治好了，本來凸出的肚子也消失了。

使T的態度根本改變的是她先生幾乎判若兩人，他恢復年輕，肌膚恢復光澤和彈性。兩人一起出去時，她有時甚至以為和另一個年輕的男性走在一起，眼看先生恢復年輕，自己卻不斷的老化。T再也不敢大意，急忙熱心的實踐以前不屑一顧的導引術。

T想挽回過去的延誤，所以，每天必定做兩次行法又繼續洗酒浴，拼命的想恢復年輕。

一個月後，她笑起來原本很醒目的魚尾紋已經消失了，黑斑稀少了。為了使T恢復美麗，先生也盡力幫助，不惜金錢讓她洗酒浴。粗糙的皮膚變得潤滑光澤，而且有透明感。每天站在鏡子前成了一種樂趣。

三個月後，兩人相偕到我這裏，我覺得她和初識時大不相同，年輕了十歲，幾乎認不出是她。過去忍受不平不滿，兩端下垂的嘴角，如今像新月似的微微上翹，充滿了幸輻。

「一切看來很新鮮，每天都以豐足的心情過日子。先生因為我年輕了也很滿意。」她開心的說。

實踐導引術會使身體的細胞變化，恢復年輕的效果十分驚人，尤其是女性，拚命想變得漂亮而努力不懈，效果更為顯著。即使過了中年，也能恢復青春，這就是導引術所創造的。

治好前列腺肥大症的L先生來信

久未問候，近來好吧？

大夫所教導的導引術，治好了我的前列腺肥大症。

起初我有一段時期非常不安，很怕有不良的後果。勵行了一個月的行法之後，如今能暢意的排尿，實在高興得難以形容，不知如何向大夫致謝。

我因腦血栓而右半身不遂，還未十分康復，三年半來始終繼續在療養。這一次由於完全治好前列腺肥大症，好像在窮途末路中點上了一盞明燈，人人視為當然的快意飲食、快意大小便，在生活中多麼重要，唯有病痛的人才知道那是多麼可貴的幸福。

未來的人生，我希望以道家的生活作為最高的指標，好好仔細品味，請繼續給我指導。

L先生因為身體不自由不能來找我，寫信要我指導他治療前列腺肥大的行法，於是我寫信教他做腎臟、膀胱的行法，一個月後就輕鬆的排尿了。

腦血栓導致的右半身不遂，雖然也能用導引術治療，但L先生並沒有要求我教他這種行法，可能是長年纏綿病榻，已經死心了。本人不要求便不干預，這是道家的觀念和原則。

實踐人生夢想的Y先生

我從年輕時代便體弱多病，根本不敢奢望這個職務，但這又是我最大的心願。現在夢想已經實現，要不是有機會學導引術，我可能還是每天上醫院。

「萬事如意」好像專指我似的。在了解導引術的前後，我的人生歷經很大的變化，健康和工作都令我滿意。

我認識導引術始於十二年前所受的診斷「有肺癌嫌疑」。當時醫生告訴我「如果確實是肺癌，只有六個月的生命。」

每天我腦中總有「死亡」的陰影，後來雖然精密的檢查確定不是肺癌，但我從此認真考慮怎樣使病弱的身體恢復健康。

我做了自然食法，又閱讀了各種有關健康法的書籍，最後看到了導引術。

我按照書本的指示做腳的行法，第二天，一向很疲倦的腳變得輕鬆了，這和以前的健康法大不相同，心想也許只是自己初步的探索，還是希望見見作者，確定我的作法無誤，甚至向他請教對自己健康真正有效的行法，於是，一九七五年我拜訪了那本書的作者。

我實行導引術從不間斷，不需假借他人之手，也無需道具，只要有一席之地就能做，因為絲毫不勉強，所以做起來很舒服。

「人們想吃食物是因為身體需要，只要吃得下，什麼都能吃，凡是做導引術的人，即使攝取有害的物質，也會排泄出去，儘管安心的吃。」這一番話在我聽來不啻是福音。

以前我的胃弱，早晚吃飯都很注意，尤其不敢吃肉，做自然食法的時候，為了身體健康，不愛吃的東西也每天食用。

開始做導引術是希望能對自己的身體有好處。因為我對「疾病」、「死亡」相當惶恐不安。接到熟人的訃聞，心裏便忍不住想到下次也許輪到我了，因而悶悶不樂。如今再也沒有這種感覺。

去年（六十歲）退休時，共事多年的同事和各界舊雨新知，設宴為我餞別。當時一位朋友說：「你比以前年輕多了，有什麼秘訣嗎？」

家人和親戚也說：「你的性格開朗多了。」

今後希望能把導引術擴展到我所接觸的人，並過更充實的生活。

歡迎至本公司購買書籍

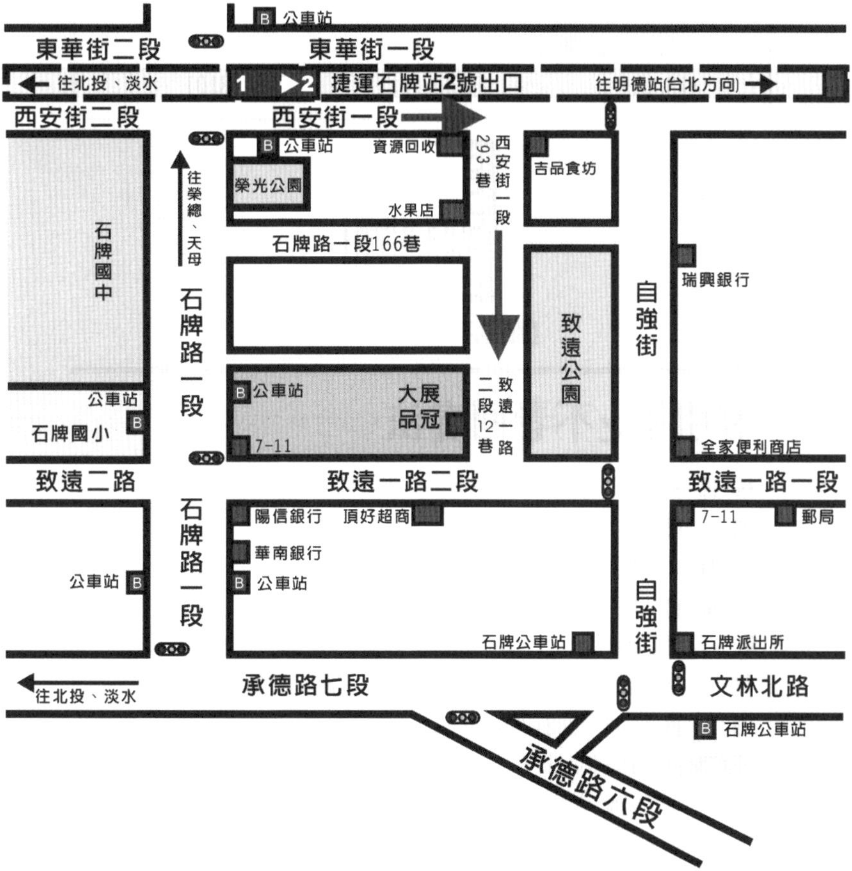

建議路線

1.搭乘捷運・公車

淡水線石牌站下車，由石牌捷運站2號出口出站(出站後靠右邊)，沿著捷運高架往台北方向走(往明德站方向)，其街名為西安街，約走100公尺(勿超過紅綠燈)，由西安街一段293巷進來(巷口有一公車站牌，站名為自強街口)，本公司位於致遠公園對面。搭公車者請於石牌站(石牌派出所)下車，走進自強街，遇致遠路口左轉，右手邊第一條巷子即為本社位置。

2.自行開車或騎車

由承德路接石牌路，看到陽信銀行右轉，此條即為致遠一路二段，在遇到自強街(紅綠燈)前的巷子(致遠公園)左轉，即可看到本公司招牌。

大展好書　好書大展
品嘗好書　冠群可期

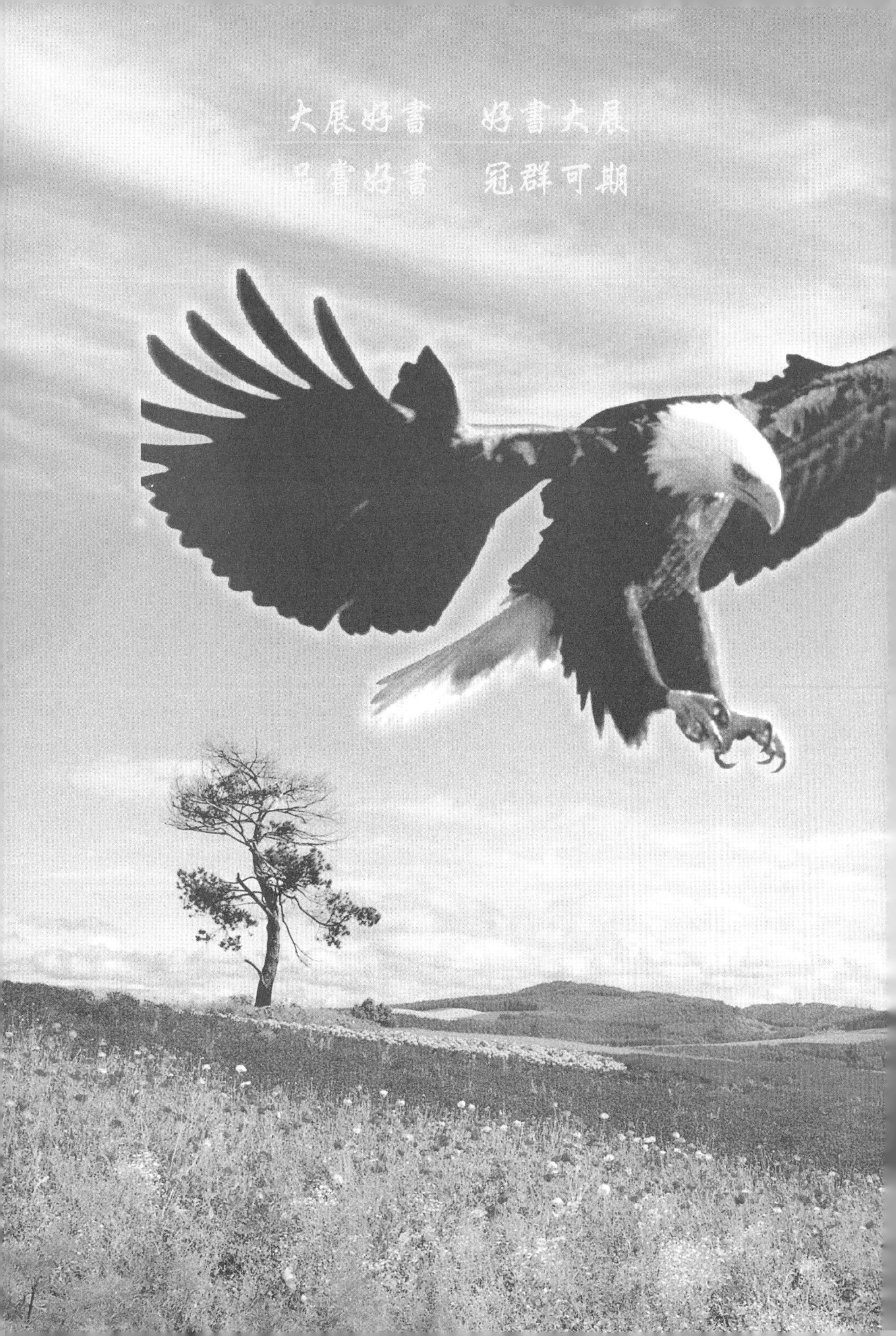
大展好書　好書大展
品嘗好書　冠群可期